연구보고서 2024-48

필수·공공의료의 현황과 과제

배재용
서제희·유정훈·강희정·전수옥

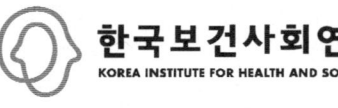

연구진

연구책임자	배재용	한국보건사회연구원 연구위원
공동연구진	서제희	세종충남대학교병원 교수
	유정훈	한국보건사회연구원 연구원
	강희정	한국보건사회연구원 선임연구위원
	전수옥	한국보건사회연구원 객원연구위원

연구보고서 2024-48

필수·공공의료의 현황과 과제

발 행 일 2024년 12월
발 행 인 강 혜 규
발 행 처 한국보건사회연구원
주   소 [30147]세종특별자치시 시청대로 370
          세종국책연구단지 사회정책동(1~5층)
전   화 대표전화: 044)287-8000
홈페이지 http://www.kihasa.re.kr
등   록 1999년 4월 27일(제2015-000007호)
인 쇄 처 (사)대한민국공무원공상유공자회 인쇄사업부   9,000원

ⓒ 한국보건사회연구원 2024
ISBN 979-11-7252-065-6 [93510]
https://doi.org/10.23060/kihasa.a.2024.48

발|간|사

　필수의료와 공공의료 강화는 우리나라의 보건의료가 당면한 시급하고 중요한 문제이다. 이를 해결하기 위한 정책적 노력이 지속적으로 이루어져 왔으나 '필수·공공의료 강화'는 여전히 우리나라 보건의료정책이 해결해야 할 주요한 과제이다.

　이러한 배경하에서 이 연구는 선행연구와 관련 문헌 고찰을 통해 필수의료 및 공공의료의 개념과 범위를 살펴보았고, 우리나라의 공공·필수의료 관련 정책의 연혁과 현황을 진단하고, 전문가 심층면접을 통해 우리나라 필수의료와 공공의료의 문제점을 파악하였으며, 일반 국민을 대상으로 필수의료와 공공의료에 대한 인식 및 의견을 파악하기 위한 설문조사를 실시하였고, 마지막으로 필수의료와 공공의료 강화를 위한 정책 방향과 세부 과제를 제시하였다.

　이 연구는 배재용 연구위원의 책임하에 세종충남대병원의 서제희 교수, 본원의 강희정 선임연구위원, 유정훈 연구원이 연구진으로 참여하였다. 연구를 수행하는 동안 귀중한 자문 의견과 조언을 주신 경북대학교의 김건엽 교수, 본원의 신현웅 선임연구위원, 익명의 검독위원들께 감사드린다. 특히, 전문가 심층면접조사에 참여해주신 학계 전문가, 현장 전문가 및 정책 전문가들께 깊은 감사의 마음을 전한다.

　마지막으로 이 보고서의 내용은 본 연구원의 공식적인 견해가 아니라 연구진의 개별적인 연구 활동의 결과임을 밝힌다.

2024년 12월
한국보건사회연구원장 직무대행
강 혜 규

목 차

요 약 ··· 1

제1장 서론 ··· 11
  제1절 연구 필요성 및 목적 ··· 13
  제2절 연구 내용 및 방법 ·· 15

제2장 필수의료 및 공공의료의 개념과 범위 ································ 17
  제1절 필수의료 및 공공의료의 개념과 범위에 대한 고찰 ···················· 19
  제2절 필수의료와 공공의료 키워드 및 연관어 분석 ···························· 31

제3장 우리나라의 필수의료와 공공의료 관련 정책 현황 ············ 39
  제1절 우리나라 필수·공공의료 관련 주요 정책 ··································· 41
  제2절 필수·공공의료 정책에 대한 기존 논의 ······································ 66

제4장 필수·공공보건의료 정책에 대한 전문가 심층면접조사 ······ 73
  제1절 전문가 심층면접조사 개요 ··· 75
  제2절 전문가 심층면접조사 결과 ··· 76

제5장 필수·공공보건의료에 대한 수요자 설문조사 ····················· 89
  제1절 조사 개요 ··· 91
  제2절 주요 조사 결과 ··· 92

제6장 필수·공공보건의료 발전 방향 및 과제 ······························ 133

참고문헌 ·· 143

Abstract ··· 149

표 목차

〈표 2-1〉 미국 ACA health insurance가 제공해야 하는 필수의료서비스 ·················· 21
〈표 2-2〉 주요 공공의료 관련 법령 및 대책에 제시된 필수의료의 범위 ··················· 23
〈표 2-3〉 공공성의 개념 ··· 27
〈표 2-4〉 정부별 '필수의료' 키워드 뉴스 검색 건수(1998.02.25.~2024.09.28.) ········· 31
〈표 2-5〉 정부별 '공공의료' 키워드 뉴스 검색 건수(1998.02.25.~2024.09.28.) ········· 35
〈표 3-1〉 정부별 필수의료 및 공공의료 관련 주요 계획과 대책 ··························· 44
〈표 3-2〉 2009~2013 중기보장성 계획의 주요 실적 ·· 46
〈표 3-3〉 건강보험 중기보장성 강화 계획(2014~2018)의 세부 과제 ··························· 49
〈표 3-4〉 2010~2012년 응급의료 선진화 추진 계획의 목표와 추진 과제 ················· 51
〈표 3-5〉 제2차 응급의료 기본계획(2013~2017)의 추진 과제 ······································ 52
〈표 3-6〉 제3차 응급의료 기본계획(2018~2022)의 중점 과제 ······································ 53
〈표 3-7〉 제4차 응급의료 기본계획(2023~2027)의 중점 과제 ······································ 54
〈표 3-8〉 필수의료 지원대책의 10대 주요 과제 ··· 61
〈표 3-9〉 필수의료 혁신 전략의 핵심 과제와 세부 과제 ·· 62
〈표 3-10〉 필수의료 정책 패키지 개요 ··· 63
〈표 3-11〉 의료개혁 1차 실행 방안 개요 ··· 64
〈표 4-1〉 전문가 심층면접조사 질문 구성 및 내용 ··· 75
〈표 4-2〉 필수의료 개념 및 범위에 대한 전문가 의견 ··· 78
〈표 4-3〉 공공보건의료 개념 및 범위에 대한 전문가 의견 ·· 80
〈표 4-4〉 과거 정부의 필수공공보건의료에 대한 전문가 의견 ···································· 85
〈표 4-5〉 현 정부의 보건의료정책에 대한 전문가 의견 ··· 88
〈표 5-1〉 조사 개요 ·· 91
〈표 5-2〉 응답자의 일반적 특성 ·· 93
〈표 5-3〉 응답자 특성별 건강에 대한 국가 책임에 관한 견해 ···································· 97
〈표 5-4〉 응답자 특성별 건강에 대한 국가 책임에 관한 경험 ···································· 99
〈표 5-5〉 필수의료의 개념 및 범위 ··· 102
〈표 5-6〉 응답자 특성별 필수의료의 개념 및 범위에 대한 인식 ······························ 103

〈표 5-7〉 응답자 특성별 필수의료 국가 책임 강화에 대한 견해 ·· 108
〈표 5-8〉 보건의료체계가 갖춰야 할 주요한 기능·역할에 대한 질문 내용 ··························· 110
〈표 5-9〉 응답자 특성별 우리나라의 보건의료체계에 대한 인식(공공성) ······························ 113
〈표 5-10〉 응답자 특성별 우리나라의 보건의료체계에 대한 인식(필수 의료서비스 제공) ······ 115
〈표 5-11〉 응답자 특성별 우리나라의 보건의료체계에 대한 인식(지역 간 격차) ·················· 117
〈표 5-12〉 응답자 특성별 우리나라의 보건의료체계에 대한 인식(접근성) ···························· 120
〈표 5-13〉 응답자 특성별 우리나라의 보건의료체계에 대한 인식(보장성) ···························· 122
〈표 5-14〉 응답자 특성별 우리나라의 보건의료체계에 대한 인식(의료의 질) ······················· 125

그림 목차

KOREA INSTITUTE FOR HEALTH AND SOCIAL AFFAIRS

[그림 2-1] 연도별 '필수의료' 키워드 뉴스 검색 건수(1998.02.25.~2024.09.28.) ············ 32
[그림 2-2] '필수의료'에 대한 연관어(1998.02.25.~2024.09.28.) ································· 34
[그림 2-3] 연도별 '공공의료' 키워드 뉴스 검색 건수(1998.02.25.~2024.09.28.) ············ 36
[그림 2-4] '공공의료'에 대한 연관어(1998.02.25.~2024.09.28.) ································· 38
[그림 3-1] 건강보험 중기보장성 강화 계획(2014~2018)의 목표 및 기본 방향 ············ 48
[그림 3-2] 공공보건의료 확충 종합대책 추진전략 개요 ·· 55
[그림 3-3] 제1차 공공보건의료 기본계획 개요 ·· 56
[그림 3-4] 공공보건의료 발전 종합대책 개요 ·· 58
[그림 3-5] 제2차 공공보건의료 기본계획(2021~2025) 개요 ·· 59
[그림 3-6] 믿고 이용할 수 있는 지역의료 강화 대책 추진체계 ···································· 60
[그림 3-7] 우리나라 보건의료 문제 발생 개념도 ·· 67
[그림 5-1] 응답자의 일반적 특성: 성, 연령 ··· 94
[그림 5-2] 응답자의 일반적 특성: 교육 수준, 월평균 가구 소득 ································· 94
[그림 5-3] 응답자의 일반적 특성: 거주지역, 수도권/비수도권 ····································· 95
[그림 5-4] 건강에 대한 국가 책임에 관한 견해 및 경험 ·· 96
[그림 5-5] 건강에 대한 책임 주체에 관한 견해 ·· 101
[그림 5-6] 필수의료의 개념 및 범위에 대한 인식 ·· 103
[그림 5-7] 국가가 책임지고 제공해야 할 필수의료 분야(복수 응답) ························· 105
[그림 5-8] 국가가 책임지고 제공해야 할 필수의료 분야(1~3순위) ··························· 106
[그림 5-9] 필수의료 국가 책임 강화에 대한 견해 ·· 107
[그림 5-10] 우리나라의 보건의료체계에 대한 인식 ·· 111
[그림 5-11] 국립대학교병원의 주요 역할별 중요도 ·· 127
[그림 5-12] 국립대학교병원의 주요 역할별 수행 정도 ··· 129
[그림 5-13] 지방의료원의 주요 역할별 중요도 ··· 130
[그림 5-14] 지방의료원의 주요 역할별 수행 정도 ·· 131

요약

1. 연구의 배경 및 목적

우리나라의 보건의료가 당면한 시급하고 중요한 문제 중 하나로 필수의료와 공공의료의 강화를 들 수 있다. 이를 해결하기 위한 정책적 노력이 지속적으로 이루어져 왔음에도 불구하고 '필수·공공의료 강화'는 여전히 우리나라 보건의료정책이 해결해야 할 주요한 과제이다. 최근에 서울에 있는 한 상급종합병원에서 근무하던 간호사가 뇌출혈로 쓰러졌으나 응급 수술을 바로 받지 못해 다른 병원으로 이송된 뒤 결국 제때 수술을 받지 못해 숨지는 사건이 발생하였다. 또 소아청소년과 입원진료를 중단하거나 축소하는 병원이 늘어나고 있으며, 대형 병원에서 응급실이 제한적으로 운영되는 등 필수의료의 공급 부족이 중요한 사회적 이슈로 대두됨에 따라, 이를 해결해야 한다는 사회적 요구 또한 매우 높은 상황이다.

'필수·공공의료 강화'는 현 정부의 국정과제 중 하나인 '필수의료 기반 강화 및 의료비 부담 완화'의 주요 내용에 포함되어 있으며, 이후 일련의 대책을 통해 필수의료 강화를 위한 정책 방안 마련과 추진이 이루어지고 있다. 윤석열 정부는 2022년 7월, 120대 국정과제 중 66번째로 '필수의료 기반 강화 및 의료비 부담 완화'를 발표하였다. 이 과제는 지역 중심의 의료체계를 구축하여 필수·공공의료의 충분한 이용을 목표로 하며, 필수·공공의료 강화, 의료비 부담 완화, 건강보험제도 개편을 주요 내용으로 포함하고 있다.

2023년 1월 31일에 발표된 '필수의료 지원대책'은 전 국민이 언제 어디서나 필요한 필수의료를 제공받을 수 있는 체계를 구축하는 것을 목표로 하고 있으며, 이를 위해 지역 완결적 필수의료 제공, 필수의료 지원을 위한 공공정책수가 도입, 충분한 의료인력 확보의 세 가지 추진 방향과

10대 주요 과제를 제시하였다. 이어 2023년 10월에는 '생명과 지역을 살리는 필수의료 혁신 전략'이 발표되었으며, 여기에서는 '언제 어디서나 공백 없는 필수의료 보장'을 비전으로 삼고, 필수의료 전달체계 정상화, 충분한 의료인력 확보, 추진 기반 강화의 세 가지 핵심 과제와 8개의 세부 과제를 제시하였다. 또한 2024년 2월에는 '필수의료 정책 패키지'가 발표되어, 의료 현장의 핵심적 기피 요인을 해소하고 필수의료 붕괴 위기를 극복하기 위한 의료인력 확충, 지역의료 강화, 의료사고 안전망 구축, 보상체계 공정성 제고라는 네 가지 정책 패키지가 핵심 과제로 설정되었다.

현 정부의 필수·공공의료 관련 정책은 효율성 강화를 통한 지속 가능성 제고라는 보건의료정책의 주요 기조에 따라 공공의료기관 확충을 포함한 '양적 인프라 확대'보다는 '필수의료 제공 기능 강화'를 중심으로 하고 있다. 이에 따라 지역 완결적 필수의료 제공이라는 목표를 달성하기 위해 기능과 수요를 중심으로 하여 민간의료기관과 공공의료기관 모두를 포함하는 전달체계 및 협력체계를 구축하고, 의료인력 확충과 필수의료 영역 수가 인상 및 공공정책수가 도입을 통해 민간의료기관의 필수·공공의료 제공 기능을 강화한다는 정책 기조를 가지고 있다. 이와 같은 정책 기조는 한정된 자원을 최대한 활용하여 필수의료 기능을 강화하려는 분명한 목표를 제시하고 있다. 하지만 필수·공공의료의 양적 인프라 확충에 대한 대안이 부족하다는 비판과 함께 필수의료의 범위에 대한 문제의식, 주요 과제에 대한 세부 대책의 실현 가능성에 대한 우려도 제기되고 있다.

위와 같은 배경에서 이 연구는 우리나라의 필수의료와 공공의료의 현황 및 문제점을 진단하고, '필수의료 지원대책', '필수의료 혁신 전략', '필수의료 정책 패키지'를 비롯한 필수의료와 공공의료 관련 정부 대책을 살펴보고, 향후 우리나라의 필수의료 및 공공의료 관련 정책 방안을 마련하는 것을 주요 목적으로 한다. 연구의 주요 내용은 다음과 같다. 첫째,

우리나라 공공·필수의료 관련 정책의 변화 추이 및 현황을 검토하고, 둘째, 우리나라 필수의료와 공공의료의 현황 및 문제점을 파악한다. 셋째, 일반 국민을 대상으로 필수의료와 공공의료에 대한 인식 및 의견을 조사하고, 마지막으로 필수의료와 공공의료 강화를 위한 정책 방향과 과제를 제시한다.

2. 주요 연구 내용 및 방법

이 연구의 주요 내용과 방법은 다음과 같다. 제2장에서는 필수의료 및 공공의료의 개념과 범위를 살펴보았다. 선행연구와 관련 문헌 고찰을 통해 필수의료 및 공공의료의 개념과 범위에 대해 살펴보았고, '필수의료'와 '공공의료'를 키워드로 하여 뉴스 기사 분석을 수행하였다. 제3장에서는 우리나라의 필수의료 및 공공의료와 관련한 주요 정책의 연혁과 현황을 살펴보았다. 제4장에서는 우리나라 필수의료 및 공공의료와 관련한 정책의 성과와 한계를 파악하기 위해 학계 전문가, 현장 전문가, 정책 전문가를 대상으로 수행한 심층면접조사의 결과를 제시하였다. 제5장에서는 필수의료 및 공공의료와 관련한 수요자들의 인식을 파악하기 위해 일반 국민을 대상으로 수행한 설문조사의 결과를 제시하였다. 마지막으로 제6장에서는 연구 결과를 바탕으로 우리나라 필수공공의료의 발전 방향 및 과제를 제시하였다.

3. 결론 및 시사점

연구 결과를 바탕으로 우리나라 필수공공보건의료의 발전을 위한 주요 쟁점과 쟁점을 중심으로 한 필수공공보건의료 발전 방향 및 과제는 다음과 같다.

가. 사회적 맥락을 고려한 정책 개발과 공감대 형성

보건의료정책이 그 목표한 바를 달성하려면 사회문화 및 정치경제적 맥락에 대한 충분한 고려가 이루어져야 한다. 이를 위해서는 정책 수립 및 추진 과정에서 의료 공급자 및 일반 국민을 포함한 이해당사자들의 의견을 폭넓게 수렴하고 충분한 소통을 통해 사회적 공감대를 형성하는 과정이 반드시 필요하다. 보건의료체계를 바라보는 관점의 변화와 제도 개혁에 대한 논의, 그리고 국내 필수공공보건의료에 대한 전문가 심층면접 조사 및 일반 국민을 대상으로 수행한 설문조사의 결과를 통해서도 사회적 맥락과 공감대 형성의 중요성을 확인할 수 있었다. 최병호 등(2005)은 제도의 개혁은 끊임없이 지속되어야 하고 한 번에 끝나는 완전한 개혁은 없다고 하면서, 그 주요한 이유로 제도를 둘러싼 여건이 계속 변할 뿐만 아니라 당초 의도한 바대로 개혁이 이뤄지지 않기 때문이라고 하였다(최병호 등, 2005, p.272). 또한, 제도 개혁의 방향은 집권 정당의 이념에 따라 달라지기도 하고, 다양한 이해관계자들의 뜻에 따라 좌절되거나 탄력을 받기도 한다고 하였으며, 이러한 현상은 다른 국가에서 비슷하게 나타나고 있다고 하였다(최병호 등, 2005, p.272). 이와 더불어, 이해당사자들의 정치적 이해관계로 인해 과감한 개혁 조치 같은 거시적 개혁보다는 이해관계의 다양성과 상호작용을 감안한 미시적이고 종합적인(패키지화된) 정책이 실효성을 얻을 수 있다고 하였다(최병호 등, 2005, p.272).

우리나라는 중앙정부 부처인 보건복지부가 강력하게 공공보건의료 강화를 주장하고 관련한 대책들을 지속적으로 수립하고 추진하여 왔으나, 한편에서는 의료의 산업화 및 상업화 정책이 신자유주의와 규제 완화라는 거대한 흐름과 함께 더 빠르게 추진되는 것을 경험하였다. 또한, 보수 정부가 집권한 시기임에도 복지국가에 대한 논의가 사회적으로 이뤄졌을 경우에는 건강보험 보장성 확대 정책이 어느 때보다도 강력하게 추진되는 것 또한 확인할 수 있었다. 따라서 필수·공공보건의료 정책을 포함한 보건의료정책이 목표한 바를 달성하기 위해서는 사회 전반에 걸친 공감대를 형성하는 노력이 함께 이루어져야 할 것이다. 이러한 사회적 공감대 형성을 위해서는 보건의료 체계 및 관련 정책에 대한 정보의 비대칭 해소를 위한 정보 제공의 투명성, 보건의료정책 의사결정 과정의 투명성, 이해당사자 간 피드백과 소통 과정 제도화 등을 통해 보건의료정책의 수립 및 수행 과정이 보다 투명하게 이루어져야 한다. 또한, 보건의료정책을 수립하고 실행하는 과정에서 일반 국민의 필요와 요구를 적극적으로 청취·수렴하고, 의사결정 과정에서 국민의 의견을 반영하고 참여를 확대시키려는 노력이 필요하다.

나. 정책 용어의 개념 정의와 정립을 위한 사회적 합의

공공보건의료의 정의 및 개념에 대해서는 다양한 의견이 존재하기는 했으나 이론적, 학술적 논의가 상대적으로 많이 이루어져 있고, 법제도 측면의 정의가 이루어진 상태라 필수의료에 비해 논란의 소지가 적다고 판단된다. 반면에, 필수의료는 국내외적으로 관련한 학술적 논의 및 연구가 매우 부족하여 이론적, 학술적 정의를 찾기 어렵고, 임상적으로도 필수의료에 대한 합의된 개념 및 범위 역시 찾기 힘든 상황이다. 선행연구 고찰 및 전문가 심층면접조사에서 확인한 바와 같이, 필수의료는 규범적이고 정책적인 개념에 가깝고 정치적·사회 문화적·이념적 가치 및 맥락에 따라 필수의료를 다양하게 정의할 수 있으므로 사회적 합의를 통한 개념 정의가 필수적이다. 하지만 본 연구에서 수행한 일반 국민을 대상으로 한 설문조사 결과에서 응답자의 10명 중 4명이 건강보험을 통해 제공되는 의료서비스 전체를 필수의료의 범위로 인식하고 있음이 확인되었고, 전문가 심층면접조사에 응답한 대다수의 전문가들은 필수의료는 아직까지도 사회적 합의가 이뤄지지 않은 개념이기 때문에 이를 정책적 용어로 사용하는 것이 갈등을 야기시킬 가능성이 높다는 의견을 제시하는 등 필수의료라는 정책 용어에 대한 개념 정의와 정립을 위한 사회적 합의가 충분하지 않은 것을 확인할 수 있었다.

필수의료와 같이 이론적, 학술적 근거가 부족하고 사회적 합의가 이뤄지지 않았을 뿐만 아니라 사회적 합의를 통한 개념 정의가 이뤄지기 어려운 용어를 주요한 정책 아젠다로 사용하는 경우에는 갈등이 더욱 심화될 가능성이 크다. 그러므로 관련 정책을 수립하고 추진하는 과정에서 주요한 정책 용어에 대한 사회적 합의를 도출하기 위해 주요 이해당사자들과의 투명하고 적극적인 소통이 이루어져야 한다. 다시 말해, 정부, 의료 공급자, 그리고 이용자인 일반 국민 간의 개념 정의에 대한 합의는 정책을 수립하고 추진하는 데 매우 중요한 과정이다. 그런데 지금까지 필수의료 정책을 추진하면서 이러한 과정의 중요성은 간과되어 왔다. 이에, 의료 공급자 및 일반 국민을 대상으로 한 충분한 의견수렴 및 소통을 통해 우리나라 상황을 고려한 정책적 측면의 필수의료 분야 및 범위를 설정하고, 관련 정책의 우선순위에 대한 공감대 형성을 기반으로 정책 수립 및 추진이 이루어져야 할 것이다.

다. 보건의료 자원의 개발과 관리

우리나라의 보건의료정책에서 보건의료 자원의 핵심 자원에 해당하는 보건의료인력, 의료기관 및 병상 관리 정책이 매우 미흡한 것으로 확인되었다. 이에, 보건의료인력, 의료기관 및 병상 관리에 대한 실효성 있는 대책 마련 및 추진이 필요하다. 우선, 보건의료인력의 수급 및 관리를 위해서는 기피 의료 전공에 관한 선택 동기 부여를 위해 의료사고에 대한 부담을 완화하는 제도를 마련하는 것이 필요할 것으로 보이며, 수련 과정에 관한 국가 책임제와 수련 프로그램 내실화 및 다양화도 이루어져야 할 것으로 보인다. 또한, 인력 관리와 관련해서는 미래 세대가 선택할 만한 상급종합병원 근무 및 필수의료과 전공을 유인할 수 있는 성공 모형을 개발하고 이를 제시할 필요가 있어 보인다.

병상 관리에 관해서는 지역별 및 의료기관 종별 병상 자원의 불균형을 해소하기 위한 적극적인 대책 마련이 필요한데, 우선적으로 병상관리에 대한 중앙정부 차원에서의 보다 적극적인 개입이 필요해 보인다. 병상 관리에 관한 현행법에 따르면, 중앙정부가 병상 수급에 대한 기본시책을 수립하고, 시도 단위에서는 중앙정부의 기본시책에 따라 지역병상수급계획을 수립하여야 한다. 하지만 시도 단위의 지역병상수급계획이 중앙정부의 기본시책에 부합하지 않더라도 보건복지부장관은 조정 권고에 대한 권한만을 가지고 있어 중앙정부의 실제적인 권한 및 역할이 부족한 상황이다. 이와 더불어 의료기관 종별 구분 및 그에 따른 의료기관 종별 수가 가산제도는 개별 의료기관이 병상을 늘리는 유인책으로 작용하고 있으므로 이에 대한 개선이 필요해 보인다. 이에, 중앙정부의 병상 관리 권한 강화 및 의료기관에 대한 실효성 있는 병상 규제 방안 마련이 필요하다. 또한, 향후 병상 관리 정책을 추진하는 과정에서 한계 의료법인의 합리적 퇴출 구조 마련과 취약지에 일차의료기관을 개설할 수 있도록 시설 임대비 및 관리비, 간호사 인건비를 지원하고, 공적 의료서비스 제공 업무를 배정하는 등의 지원 방안에 대한 고민도 필요할 것이다.

라. 진료권과 의료전달체계

　필수·공공의료 강화에 앞서 우리나라 보건의료의 가장 시급하고 중요한 문제인 진료권 확립과 의료전달체계 개선이 이루어져야 한다. 그간의 우리나라 보건의료정책의 대부분은 보장성 강화를 중심으로 한 접근성 향상에 초점을 맞추어져 이루어짐에 따라 진료권과 의료전달체계 정립에 대한 대책은 매우 부족하였다. 우리나라 보건의료체계의 지속적인 문제인 의료 이용자의 수도권 쏠림 및 경증환자의 대형 병원 쏠림 문제 역시 진료권과 의료전달체계에 대한 개선으로 해결책을 모색해야 할 것으로 판단된다. 이를 개선하기 위해서는 경증 질환 및 만성질환 관리를 위한 상급종합병원 이용을 제한하는 정책이 적극적으로 추진되어야 할 것이다. 구체적으로 경증 질환 치료 및 만성질환 관리를 위한 상급종합병원 방문을 줄이기 위해 의료 이용자의 본인부담률을 상향 조정하여 비용 부담을 늘리는 등, 중증도가 낮은 질환이나 환자가 불필요하게 대형 병원을 이용하는 것을 억제하는 정책을 지속적으로 추진해야 한다. 이와 함께, 의료 이용자를 대상으로 한 인센티브 제도를 도입할 필요도 있어 보인다. 경증 질환 치료나 만성질환 관리에 대한 의료 이용에 대해 의료 이용자가 의원이나 보건소 등의 일차의료기관을 먼저 방문하면 금전적 인센티브를 제공하는 방안을 생각해 볼 수 있는데, 예를 들어 거주지 인근의 의원이나 병원 및 보건소에서 초기 진료를 받은 환자에게 본인부담금을 줄여주거나, 건강관리 포인트를 적립해주는 방식의 혜택을 고려해 볼 수 있을 것이다.

　이와 더불어, 의료 이용자의 수도권 쏠림 등의 지역 간 불균형을 해소하기 위해서는 지역 의료기관의 양적 확충 및 질적 강화와 함께 지역 내 의료기관 간의 연계와 협력을 위한 체계 구축 및 강화가 필요하다. 지역 내 의료기관 간의 연계와 협력을 강화하고 지역 내 2차 의료기관 이용을 독려하기 위한 방안으로, 의원급 의료기관이 병원급 2차 의료기관으로 의뢰할 때 의뢰 대상 기관을 선정할 수 있도록 하고, 지역 내 2차 의료기관에 의뢰할 경우에 인센티브를 제공하는 등의 방안을 고민할 필요가 있다. 마지막으로, 환자 중심의 일차의료를 강화하기 위한 정책을 마련하는 것이 필요해 보이는데, 일차의료기관이 환자의 주치의 역할을 수행하고, 환자의 건강 상태를 지속적으로 관리하는 환자 중심의 일차의료 체계를 구축함으로써 불필요한 의료비를 절감하고 건강성과의 향상을 기대할 수 있을 것이다.

마. 보건의료체계의 공공성 강화

우리나라의 필수·공공의료를 포함한 보건의료체계를 개선하기 위해서는 보건의료체계의 공공성을 강화하는 것이 필요하다. 지금까지 우리나라 보건의료의료체계의 공공성 및 공공의료에 대한 논의는 국가에 의해 소유되고 관리되는 공공의료기관을 중심으로 이루어져왔다는 점에서 한계가 있는데, 향후에는 공공의료기관뿐 아니라 민간의료기관을 포함한 민간 영역 및 공적 의료보장체계인 국민건강보험을 아우르는 우리나라 보건의료시스템 전체의 공공성 강화에 대한 논의와 이에 대한 정책 마련 및 추진이 적극적으로 이루어져야 한다.

공공의료기관의 경우 대부분의 기관이 재정적 어려움과 인력 부족 문제를 겪고 있어, 공공성을 강화하기 위한 적극적인 재정 지원과 시설 및 인력 확충을 위한 다양한 정책적 노력이 필요하다. 공공의료기관뿐 아니라 우리나라 의료 공급의 대다수를 차지하고 있는 민간의료기관도 공공성을 강화할 수 있는 방향으로 제도적 변화를 모색해야 한다. 우선, 민간의료기관이 실제적인 비영리기관으로 기능할 수 있도록 제도를 마련하는 것이 필요한데, 이를 위한 방안으로 필수의료와 공공의료 기능을 수행하는 민간의료기관에 대해 세제 혜택 등의 인센티브를 부여하여 민간의료기관이 필수의료와 공공의료의 기능·역할을 적극적으로 수행하도록 하는 방안을 고려해 볼 필요가 있다.

지역 의료체계의 공공성을 강화하기 위해서는 지역 내 공공의료기관과 민간의료기관을 모두 포함하여 진료 연계 및 협력을 위한 네트워크를 구축하고 공공의료기관과 민간의료기관이 연계·협력을 통해 필수·공공의료 서비스를 제공할 경우에는 이에 대한 인센티브를 지급하거나 수가를 가산하는 정책을 적극적으로 추진할 필요가 있다. 또한, 지역 단위로 건강보험 및 장기요양보험 예산의 일부를 지방자치단체에 할당하여 지역주민들이 필요로 하는 의료 및 돌봄을 위한 의료서비스 제공 및 사업을 지방자치단체가 주도적으로 계획하고 수행하는 방안을 적극적으로 고려할 필요가 있다.

주요 용어: 필수의료, 공공의료, 보건의료정책

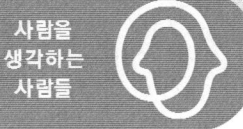

제1장

서론

제1절 연구 필요성 및 목적
제2절 연구 내용 및 방법

제1장 서론

제1절 연구 필요성 및 목적

우리나라의 보건의료가 당면한 시급하고 중요한 문제 중 하나로 필수의료와 공공의료의 강화를 들 수 있다. 이를 해결하기 위한 정책적 노력이 지속적으로 이루어져 왔음에도 불구하고 '필수·공공의료 강화'는 여전히 우리나라 보건의료정책이 해결해야 할 주요한 과제이다. 최근에 서울에 있는 한 상급종합병원에서 근무하던 간호사가 뇌출혈로 쓰러졌으나 응급 수술을 바로 받지 못해 다른 병원으로 이송된 뒤 결국 제때 수술을 받지 못해 숨지는 사건이 발생하였다. 또 소아청소년과의 입원진료를 중단하거나 축소하는 병원이 늘어나고 있으며, 대형 병원에서 응급실이 제한적으로 운영되는 등 필수의료의 공급 부족이 중요한 사회적 이슈로 대두됨에 따라, 이를 해결해야 한다는 사회적 요구 또한 매우 높은 상황이다.

'필수·공공의료 강화'는 현 정부의 국정과제 중 하나인 '필수의료 기반 강화 및 의료비 부담 완화'의 주요 내용에 포함되어 있으며, 이후 일련의 대책을 통해 필수의료 강화를 위한 정책 방안 마련과 추진이 이루어지고 있다. 윤석열 정부는 2022년 7월, 120대 국정과제 중 66번째로 '필수의료 기반 강화 및 의료비 부담 완화'를 발표하였다. 이 과제는 지역 중심의 의료체계를 구축하여 필수·공공의료의 충분한 이용을 목표로 하며, 필수·공공의료 강화, 의료비 부담 완화, 건강보험제도 개편을 주요 내용으로 포함하고 있다.

2023년 1월 31일에 발표된 '필수의료 지원대책'은 전 국민이 언제 어디서나 필요한 필수의료를 제공받을 수 있는 체계를 구축하는 것을 목표로 하고 있으며, 이를 위해 지역 완결적 필수의료 제공, 필수의료 지원을 위한 공공정책수가 도입, 충분한 의료인력 확보의 세 가지 추진 방향과 10대 주요 과제를 제시하였다. 이어 2023년 10월에는 '생명과 지역을 살리는 필수의료 혁신 전략'이 발표되었으며, 여기에서는 '언제 어디서나 공백 없는 필수의료 보장'을 비전으로 삼고, 필수의료 전달체계 정상화, 충분한 의료인력 확보, 추진 기반 강화의 세 가지 핵심 과제와 8개의 세부 과제를 제시하였다. 또한 2024년 2월에는 '필수의료 정책 패키지'가 발표되어, 의료 현장의 핵심적 기피 요인을 해소하고 필수의료 붕괴 위기를 극복하기 위한 의료인력 확충, 지역의료 강화, 의료사고 안전망 구축, 보상체계 공정성 제고라는 네 가지 정책 패키지가 핵심 과제로 설정되었다.

현 정부의 필수·공공의료 관련 정책은 효율성 강화를 통한 지속 가능성 제고라는 보건의료정책의 주요 기조에 따라 공공의료기관 확충을 포함한 '양적 인프라 확대'보다는 '필수의료 제공 기능 강화'를 중심으로 하고 있다. 이에 따라 지역 완결적 필수의료 제공이라는 목표를 달성하기 위해 기능과 수요를 중심으로 하여 민간의료기관과 공공의료기관 모두를 포함하는 전달체계 및 협력체계를 구축하고, 의료인력 확충과 필수의료 영역의 수가 인상 및 공공정책수가 도입을 통해 민간의료기관의 필수·공공의료 제공 기능을 강화한다는 정책 기조를 가지고 있다. 이와 같은 정책 기조는 한정된 자원을 최대한 활용하여 필수의료 기능을 강화하려는 분명한 목표를 제시하고 있다. 하지만 필수·공공의료의 양적 인프라 확충에 대한 대안이 부족하다는 비판과 함께 필수의료의 범위에 대한 문제의식, 주요 과제에 대한 세부 대책의 실현 가능성에 대한 우려도 제기되고 있다.

위와 같은 배경에서 이 연구는 우리나라의 필수의료와 공공의료의 현황 및 문제점을 진단하고, '필수의료 지원대책', '필수의료 혁신 전략', '필수의료 정책 패키지'를 비롯한 필수의료와 공공의료 관련 정부 대책을 살펴보고, 향후 우리나라의 필수의료 및 공공의료 관련 정책 방안을 마련하는 것을 주요 목적으로 한다. 연구의 주요 내용은 다음과 같다. 첫째, 우리나라 공공·필수의료 관련 정책의 변화 추이 및 현황을 검토하고, 둘째, 우리나라 필수의료와 공공의료의 현황 및 문제점을 파악한다. 셋째, 일반 국민을 대상으로 필수의료와 공공의료에 대한 인식 및 의견을 조사하고, 마지막으로 필수의료와 공공의료 강화를 위한 정책 방향과 과제를 제시한다.

제2절 연구 내용 및 방법

이 연구의 주요 내용과 방법은 다음과 같다. 제2장에서는 필수의료 및 공공의료의 개념과 범위를 살펴보았다. 선행연구와 관련 문헌 고찰을 통해 필수의료 및 공공의료의 개념과 범위에 대해 살펴보았고, '필수의료'와 '공공의료'를 키워드로 하여 뉴스 기사 분석을 수행하였다. 제3장에서는 우리나라의 필수의료 및 공공의료와 관련한 주요 정책의 연혁과 현황을 살펴보았다. 제4장에서는 우리나라 필수의료 및 공공의료와 관련한 정책의 성과와 한계를 파악하기 위해 학계 전문가, 현장 전문가, 정책 전문가를 대상으로 수행한 심층면접조사의 결과를 제시하였다. 제5장에서는 필수의료 및 공공의료와 관련한 수요자들의 인식을 파악하기 위해 일반 국민을 대상으로 수행한 설문조사의 결과를 제시하였다. 마지막으로 제6장에서는 연구 결과를 바탕으로 우리나라 필수·공공의료의 발전 방향 및 과제를 제시하였다.

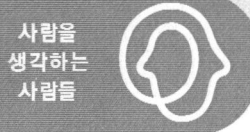

제2장

필수의료 및 공공의료의 개념과 범위

제1절 필수의료 및 공공의료의 개념과 범위에 대한 고찰
제2절 필수의료와 공공의료 키워드 및 연관어 분석

제2장 필수의료 및 공공의료의 개념과 범위

제1절 필수의료 및 공공의료의 개념과 범위에 대한 고찰

1. 필수의료의 개념과 범위

필수의료의 개념과 범위에 대한 학문적이고 학술적인 정의는 찾기 어렵고, 임상적으로도 필수의료에 대한 합의된 개념 및 범위 역시 찾기 힘들다(Eddy, 1991, p. 782; 김미진, 2023, p. 257; 이건세, 2018, p 11; 이상무, 2019, p. 231). 필수의료를 정의하기 어려운 주요한 이유로 임상 측면에서 필수의료라는 개념이 모호한 것을 들 수 있다. 예를 들어, 임상적으로 필수의료를 "생명에 직결되고 즉각적으로 적절한 조치가 필요한 의료서비스"로 정의하는 경우 필수의료의 범위는 사망률과 치명률이 높으며 적시성이 요구되는 분야인 중환자, 응급의료, 중증외상, 심혈관 질환, 뇌혈관 질환 등으로 필수의료의 범위가 한정되는데, 이러한 필수의료의 정의하에서는 긴급하고 즉각적인 조치에 대한 필요성이 상대적으로 낮지만 적절한 진단과 치료가 이루어지지 않을 경우 심각한 건강상의 위해를 발생시키는 감염병, 암, 희귀질환 등은 필수의료의 범위에 포함되지 않는 한계가 있다(김미진, 2023, p. 259).

필수의료는 임상적인 개념이라기보다는 규범적이고 정책적인 개념으로 볼 수 있으며 정치적·사회 문화적·이념적 가치 및 맥락에 따라 필수의료를 다양하게 정의할 수 있다(Eddy, 1991, pp. 782-783; 김미진, 2023, p. 257; 김진환, 김창엽, 2022, pp. 155-158; 박진규, 2020, p. 24; 이상무, 2019, p. 232). 정책적인 측면에서 필수의료라는 개념과 용어느 한 사회나 국가가 의료보장제도를 통해 반드시 제공해야 하는 최소한의 필수적인 의료서비스의 보장 범위를 정할 때 빈번히 사용된다.

국외 문헌에 나타난 필수의료(essential health care, essential health services)의 개념과 범위를 살펴보면 보편적 건강보장(universal health care, UHC) 달성을 위해 보장되어야 하는 필수적인 의료서비스를 의미하는 "essential health care(services) benefit", "essential health care(services) package" 등의 용어로 빈번히 사용되는 것을 확인할 수 있다(Danforth et al., 2023, p. 1; Institute of Medicine, 2012; World Health Organization, n.d.-b; Wright, 2016). 예를 들어, 국제보건기구(World Health Organization, WHO)는 국제연합(United Nations, UN)의 지속가능발전목표(Sustainable Development Goals, SDGs)의 세부 목표 3.8에 해당하는 '보편적 건강보장(UHC) 달성'을 측정하기 위한 첫 번째 세부 지표(SDG indicator 3.8.1)로 임신, 모성, 신생아 및 아동, 감염병, 고혈압과 당뇨 등의 만성질환에 대한 치료와 관리를 포함하는 '필수의료서비스 보장범위(Coverage of essential health services)'를 제시하였다(World Health Organization, n.d.-a; World Health Organization & World Bank, 2023, p. 4).

이러한 "essential health care(services) benefit", "essential health care(services) package" 등의 용어는 우리나라와 같이 보편적 건강보장을 달성한 국가들보다는 보편적 건강보장(UHC)를 아직 달성하지 못한 최빈국이나 개발도상국이 최소한으로 보장해야 할 의료서비스를 지칭할 때 주로 사용되는 것으로 확인된다(Alwan et al., 2023; Connolly et al., 2024; Gupta et al., 2014; The Republic of Uganda Ministry of Health, 2024; Wright, 2016). 미국의 경우에는 최빈국이나 개발도상국은 아니지만 보편적 건강보장 달성을 위한 필수요소에 해당하는 비보험자(무보험자)에게 의료보험 혜택을 제공하기 위한 의료보험(Affordable Care Act health insurance, ACA health insurance)이 반드시 제공해야 하는 최소한의 필수적인 10개 종류의 필수의료서비스(essential health benefits)를 의무화하고 있다(U.S. Centers for Medicare & Medicaid Services, n.d.).

〈표 2-1〉 미국 ACA health insurance가 제공해야 하는 필수의료서비스

10가지 필수의료서비스(10 essential health benefits)
1) 외래의료서비스(ambulatory patient services)
2) 응급의료서비스(emergency services)
3) 입원의료서비스(hospitalization)
4) 산모 및 신생아 진료(maternity and newborn care)
5) 정신건강 및 약물중독 관련 진료(mental health and substance use disorder services, including behavioral health treatment)
6) 처방 약품(prescription drugs)
7) 재활 및 회복 의료서비스와 의료기구(rehabilitative and habilitative services and devices)
8) 진단검사(laboratory services)
9) 예방 및 건강서비스와 만성질환 관리(preventive and wellness services and chronic disease management)
10) 치과 및 안과 진료를 포함한 소아의료서비스(pediatric services, including oral and vision care)

출처: "Information on Essential Health Benefits(EHB) Benchmark Plans", U.S. Centers for Medicare & Medicaid Services, n.d., https://www.cms.gov/marketplace/resources/data/essential-health-benefits에서 2024.11.12. 인출.

우리나라와 같이 보편적 건강보장을 달성한 국가에서의 필수의료는 공적 건강보장체계에서 제공하거나 제공해야 하는 의학적 필요도(medical necessity)가 있는 의료서비스나 급여 범위를 지칭하는 폭넓은 개념으로 사용되기도 한다(이상무, 2019, p. 233). 반면에 정책적 관점에서 필수의료의 개념과 범위는 정책적 우선순위에 따라 좁혀지고 구체화되기도 한다. 이건세(2018)는 필수의료를 "응급, 외상, 중환자, 심뇌혈관, 신생아

등 긴급하고 시급하여 지연되었을 경우 국민 생명과 건강에 대한 영향이 크고, 시장실패로 인해 질적 수준의 문제 발생, 균형적인 공급이 어려워 국가가 직접 개입해야 하는 필요성이 큰 의료 영역"으로 정의하였는데, 이는 우리나라의 보건의료 상황 및 환경을 고려한 우선순위에 따른 정의로 보여진다(이건세, 2018, p. 11). 이러한 우선순위는 해당 국가나 사회의 보건의료 및 정치·사회·문화적 환경 등에 따라 변화될 수 있으며, 이를 반영하여 정책적 측면의 필수의료의 범위는 변화되는데, 영국 국민건강서비스(National Health Service, NHS)의 경우 매년 정기적으로 영국 국민건강서비스(NHS)의 정책 우선순위(priorities)를 발표하고 있다(NHS England, 2022; NHS England, 2023; NHS England, 2024).

우리나라에서 정책적 측면의 필수의료의 개념과 범위는 공공의료 정책의 범주하에서 공공의료와 공공의료기관이 우선적으로 제공해야 하는 의료서비스 영역을 지칭하는 데 주로 사용되어 왔다. 공공의료에 관한 정부 대책 및 관련 법령에 제시된 필수의료의 주요 영역은 대체적으로 ① 응급·외상·심뇌혈관 등 중증의료, ② 산모·신생아·어린이 의료, ③ 재활, ④ 지역사회 건강 관리(만성질환, 정신, 장애인), ⑤ 감염 및 환자 안전을 포함하고 있다(〈표 2-2〉)(보건복지부, 2018b; 보건복지부, 2019a; 보건복지부, 2021).

〈표 2-2〉 주요 공공의료 관련 법령 및 대책에 제시된 필수의료의 범위

주요 대책 및 법령	필수의료의 범위
공공보건의료 발전 종합대책 (2018)	① 응급·외상·심뇌혈관 등의 필수중증의료 ② 산모·신생아·어린이 ③ 장애인·재활 ④ 감염병 대응 및 환자 안전
믿고 이용할 수 있는 지역의료 강화 대책(2019)	① 응급·외상·심뇌혈관 등 중증의료 ② 산모·신생아·어린이 의료 ③ 재활 ④ 지역사회 건강 관리(만성질환, 정신, 장애인) ⑤ 감염 및 환자 안전
제2차 공공보건의료 기본계획 (2021)	① 응급·외상·심뇌혈관 등 중증의료 ② 산모·신생아·어린이 의료 ③ 재활 ④ 지역사회 건강 관리(만성질환, 정신, 장애인) ⑤ 감염 및 환자 안전
「공공보건의료에 관한 법률」 제7조의 공공보건의료기관에서 우선적으로 제공해야 하는 보건의료	① 의료급여 환자 등 취약계층에 대한 보건의료 ② 아동과 모성, 장애인, 정신질환, 응급진료 등 수익성이 낮아 공급이 부족한 보건의료 ③ 재난 및 감염병 등 신속한 대응이 필요한 공공보건의료 ④ 질병 예방과 건강 증진에 관련된 보건의료 ⑤ 교육·훈련 및 인력 지원을 통한 지역적 균형을 확보하기 위한 보건의료

출처: "필수의료의 지역 격차 없는 포용국가 실현을 위한 공공보건의료 발전 종합대책," 보건복지부, 2018b; "믿고 이용할 수 있는 지역의료 강화대책," 보건복지부, 2019a; "제2차 공공보건의료 기본계획(2021~2025)," 보건복지부, 2021; "공공보건의료에 관한 법률," 법률 제18897호, 2022.

현 정부(윤석열 정부)에 들어서는 120대 국정과제 중 66번째로 '필수의료 기반 강화 및 의료비 부담 완화'를 제시하였으며, 이후 일련의 대책을 통해 필수의료 강화를 위한 정책 방안 마련과 추진이 이루어지고 있다. 현 정부는 우리나라의 보건의료 상황 및 환경을 고려하여 적기에 긴급하게 제공하지 않으면 생명과 심신에 중대한 위해 또는 장애를 발생시키거나, 지리적 문제 또는 수요와 공급의 불일치로 인하여 의료 공백이 발생되거나 발생이 예상되는 분야를 정책적으로 우선순위로 삼고 해당 의료 영역인 응급의료, 중증질환, 분만 및 소아진료를 중심으로 보건의료

및 필수의료 관련 정책을 추진하고 있다(보건복지부, 2023a; 보건복지부, 2023b; 보건복지부, 2024a).

응급의료, 중증질환, 분만 및 소아진료를 정책적 우선순위로 삼고 이를 중심으로 필수의료 관련 정책을 추진하는 것에 대해서, 임상 현장 및 전문가를 중심으로 '필수의료'에 대한 정의 및 범위가 명확하지 않다거나 의학적 필요도(medical necessity)가 높은 의료 영역이 제외되는 등 개념 및 범위 설정이 매우 협소하게 이루어졌다는 비판이 제기되어 왔다(박인식, 2022.8.23.; 배다현, 2024.5.20.; 이창섭, 2023.6.26.). 이러한 문제 제기는 앞에서 살펴본 임상적 측면에서의 필수의료라는 개념이 모호하여 명확하게 정의하기가 어려운 점, 정책적 우선순위에 따른 정책적 측면의 필수의료의 개념을 임상적 측면의 의학적 필요도(medical necessity)에 기반한 필수의료 개념으로 이해하는 데서 비롯된 혼동 및 오해, 정책 추진 과정에서 이해당사자들과의 충분한 소통을 통한 사회적 공감대 형성 부족이 복합적으로 작용한 것으로 보인다. 실제로 최근의 필수의료 관련 정책의 주요 영역인 중증·응급, 분만, 소아진료 분야는 〈표 2-2〉에 제시되어 있는 이전의 주요 공공의료 관련 법령 및 대책에서 제시한 필수의료의 범위나 의료법상의 '필수진료과목'의 진료 영역 등의 일부에 해당한다. 따라서, 이들 주요 영역에 포함되지 않은 진료 분야와 의료 영역에 대한 지원 및 대책 마련도 순차적으로 이루어져야 할 것으로 판단된다(배재용, 2024, p. 1). 또한, 의료 공급자 및 일반 국민을 대상으로 한 충분한 의견수렴 및 소통을 통해 우리나라 상황을 고려한 정책적 측면의 필수의료 분야 및 범위를 설정하고, 관련 정책의 우선순위에 대한 공감대 형성을 기반으로 정책 수립 및 추진이 이루어져야 할 것이다.

2. 공공의료의 개념과 범위

필수의료의 개념과 정의와 마찬가지로 공공의료의 개념과 정의 역시 맥락에 따라 다양하게 나타난다(김창엽, 2017, p. 67; 성종호, 김정하, 2022, p. 4). 공공의료의 개념과 범위에 대한 다양한 의견이 존재하고 합의된 정의를 내리기 어려운 주된 이유 중 하나는 '공공' 또는 '공공성'에 대한 관점 및 이해가 다양하여 이를 명확히 정의하기 어려운 것에서 찾을 수 있다(구혜란, 2015, p. 22; 김창엽, 2017, p. 67; 임구일, 2017, pp. 60-61).

'공공(公共)'이라는 단어는 사(私: private)적인 것에 반대되는 공(公)과 '같이', '함께', '더불어' 등을 뜻하는 공(共)의 합성어이다. 첫 번째 음절인 공(公)은 사적(private)적인 것에 반대되는 의미에서 국가나 정부기관과 관련된 공적(official)인 것을 칭할 때 널리 쓰이고 있으며, "어느 쪽으로 치우치지 않고 공평한"이란 뜻도 가지고 있다(권영우, 2019, p. 8; 석재은, 2017, p. 426; 임구일, 2017, p. 60). 두 번째 음절인 공(共)은 '같이', '함께', '더불어' 등에 대한 의미의 확장 선상에서 누구에게나 열려 있고, 사회 구성원들이 함께 참여하며, 공동의 이익을 추구하는 것 등을 칭할 때 사용되고 있다(권영우, 2019, p. 8; 석재은, 2017, p. 426; 이주하, 2017, p. 55; 임구일, 2017, p. 60).

'공공(公共)'이라는 단어의 의미에 대한 고찰에서 확인한 바와 같이 공공성은 다차원적인 개념을 내포하고 있다(이승훈, 2008, p. 21-23; 임구일, 2017, p. 60; 조대엽, 2012, pp. 11-13). 이승훈(2008)은 공공성을 '절차적 공공성', '내용으로서의 공공성', '주체로서의 공공성'의 3가지 차원으로 유형화하였다. 첫번째 차원인 '절차적 공공성'은 '접근성'과 '가시성(투명성)'을 기준으로 하여 결과보다는 절차와 과정에서의 정당성에 관한 공공성의 차원을 의미하고, 두 번째 차원에 해당하는 '내용으로서의 공공성'은 과정이나 절차가 아니라 어떠한 내용을 담고 있는지를 기준으로 하여 개인이나 부분이 아닌 전체의 이익, 곧 공익의 차원에서의 공공성의 개념을 의미하며, 마지막으로 '주체로서의 공공성'은 공공성을 이끌어내는 실천 주체가 누구인지를 기준으로 하는 공공성의 차원을 의미한다(남찬섭, 2021, pp. 38-39; 이승훈, 2008, pp. 21-22; 주현정, 김용득, 2018, p. 237).

조대엽(2012)은 공공성의 세 가지 구성요소로 공민성, 공익성, 공개성을 제시하였는데, 첫 번째로 공민성은 공적 질서의 형성과 운영에 참여하는 주체와 참여 정도를 나타내며, 두 번째인 공익성은 사회적의 물적 자원이 사회구성원에게 공유되는 정도 및 수준을, 마지막으로 공개성은 공론장의 개방성을 의미한다(남찬섭, 2021, p. 39; 조대엽, 2012, p. 11-13; 조대엽, 홍성태, 2013, pp. 10-12). 조대엽(2012)과 이승훈(2008)이 제시한 공공성에 대한 3가지 차원과 구성 요소는 매우 유사한데, 공민성은 '주체적 공공성', 공익성은 '내용적 공공성', 공개성은 '절차적 공공성'에 각각 대응되는 개념으로 볼 수 있다(남찬섭, 2021, p. 39; 주현정, 김용득, 2018, p. 237). 임의영(2023)은 공공성의 원리를 "공동체의 행위 주체들이 민주적 절차를 통해 정의의 가치를 추구하고 실현하는 것"으로 정의하고 3가지 주요 요소인 '행위 주체', '절차: 민주주의', '내용: 정의의 가치'를 기반으로 하여 공공성의 개념을 제시하였다(〈표 2-3〉)(임의영, 2023, p. 54).

<표 2-3> 공공성의 개념

원리	공동체의 행위 주체들이 민주적 절차를 통해 정의의 가치를 추구하고 실현하는 것		
토대	관계적 존재론	목적적 인식론	공유적 책임론
요소	[행위 주체] 정부 및 공공기관, 공무원, 국민, 공익적 결사체 (정당, 시민단체, 종교단체, 사회적 기업 및 협동조합 등)	[절차: 민주주의] 공개성, 개방성, 대표성, 참여, 토의 및 숙의, 다양성, 관용, 포용, 공감, 공론장 등	[내용: 정의의 가치] 정의, 안전, 자유, 평등, 공익, 신뢰, 공공재, 공유, 공정성, 형평성, 인권, 평화, 지속가능성 등
전략목표	공생, 연대, 협력적 거버넌스	민주주의의 대표성 강화 공론장의 활성화	불평등 완화 지속가능성 강화

출처: "공공성 개념과 양적연구", 임의영, 2023, 행정포커스, 166, p. 54의 그림2를 수정함.

우리나라의 보건의료체계와 보건의료정책에서 '공공의료가 무엇인가'에 대한 개념 및 범위는 설립·소유 주체, 재원 조달 및 재정, 기능·역할 중 어느 것을 기준으로 삼느냐에 따라 다양하게 정의되어왔다(김남순, 2014, pp. 29-30; 성종호, 김정하, 2022, p. 4; 신규환, 2022, pp. 613-614; 정형선, 2020.9.15.).

2000년 제정된 「공공보건의료에 관한 법률」은 "국가·지방자치단체 또는 공공단체가 설립한 공공보건의료기관이 국민의 건강을 보호·증진하기 위해 하는 모든 활동"을 '공공보건의료(공공의료)'로 규정하였는데, 이는 설립·소유 주체에 따른 정의라고 할 수 있다(공공보건의료에 관한 법률, 법률 제6159호, 2000). 2012년 법률 개정을 통해 공공보건의료의 제공 주체가 기존의 공공보건의료기관에서 민간을 포함한 (전체)보건의료기관으로 확장되어 현재의 「공공보건의료에 관한 법률」에서는 '공공보건의료(공공의료)'는 "국가, 지방자치단체 및 보건의료기관이 지역·계층·분야에 관계없이 국민의 보편적인 의료 이용을 보장하고 건강을 보호·증진하는 모든 활동"으로 규정되어 있는데, 이는 기능·역할을 기준으로 한 정의에 해당한다(공공보건의료에 관한 법률, 법률 제18897호, 2022).

공공보건의료(공공의료)에 대한 법률상의 정의와 더불어 공공의료의 개념과 정의에 대한 다양한 의견이 존재한다. 한편에서는 재원조달 및 재정을 기준으로 하여 공적 재정으로 생산되는 의료인 건강보험을 통해 제공되는 의료서비스 전체를 공공의료로 매우 폭넓게 정의해야 한다는 의견이 있다(이규식, 2017, pp. 84-85). 또한, 의료의 사회적 안전망 기능과 역할을 강조하며, 공공의료를 "국가 또는 사회가 공적 재정을 바탕으로 의료에 관한 사회적 안전망을 확보하여 국민에게 보편적인 의료복지 서비스를 제공하는 것"이라고 정의하기도 한다(신규환, 2022, p. 614). 「공공보건의료에 관한 법률」 제2조에서 '공공보건의료사업'으로 "보건의료 공급이 원활하지 못한 지역 및 분야에 대한 의료 공급에 관한 사업", "보건의료 보장이 취약한 계층에 대한 의료 공급에 관한 사업", "발생 규모, 심각성 등의 사유로 국가와 지방자치단체의 대응이 필요한 감염병과 비감염병의 예방 및 관리, 재난으로 인한 환자의 진료 등 관리, 건강 증진, 보건교육에 관한 사업"을 제시한 것과 동법 제7조에서 '공공보건의료기관'이 우선적으로 제공해야 하는 보건의료 영역에 "의료급여 환자 등 취약계층에 대한 보건의료", "아동과 모성, 장애인, 정신질환, 응급진료 등 수익성이 낮아 공급이 부족한 보건의료", " 재난 및 감염병 등 신속한 대응이 필요한 공공보건의료"을 포함시킨 것도 사회적 안전망 기능과 역할을 강조한 것으로 볼 수 있다.

앞에서 공공성의 개념과 주요 요소에 대한 고찰을 통해 살펴본 바와 같이, 공공성은 다차원적인 개념을 내포하고 있으므로 이러한 다차원적인 요소를 포괄적으로 이해하고 균형 있게 실천해야 한다. 그럼에도 불구하고, 우리나라에서 공공성에 대한 담론은 '민간 영역'이나 '시장 논리'에 반대되는 측면에서 국가에 의해 관리되고 통제되는 공적 영역을 중심으로 논의되어 온 경향이 있다(구혜란, 2015, p. 21; 이승훈, 2008, pp.

22-23). 공공성에 대한 담론과 유사하게 우리나라의 보건의료체계와 보건의료정책에서 공공의료에 대한 개념과 범위 역시 설립·소유 주체, 재원 조달 및 재정, 기능·역할에 대한 다양한 측면에 대한 논의가 이루어지긴 하였으나, 그중에서도 국가에 의해 소유되고 관리되는 공공의료기관을 중심으로 이루어져 왔다(신규환, 2022, p. 613; 임구일, 2017, p. 62).

우리나라에서 공공의료에 대한 개념과 범위에 대한 논의가 공공의료기관과 그에 대한 확충을 중심으로 이루어져 온 것은 1977년에 의료보험이 도입된 이후 늘어난 의료서비스 수요에 대한 공급의 대부분을 담당하여 급속도로 성장한 민간의료기관과 정부의 미흡한 재정투자 등으로 인해 상대적으로 위축된 공공의료기관의 역할과 위상과 관련이 있다(임구일, 2017, p. 62). 이러한 맥락에서 '보건의료의 공공성 강화'나 '공공의료 강화'는 곧 '공공의료기관의 확충'으로 여기게 되었는데, 이는 2000년에 제정된 「공공보건의료에 관한 법률」에서 공공보건의료기관을 중심으로 공공보건의료(공공의료)를 규정한 것에서도 확인할 수 있다(공공보건의료에 관한 법률, 법률 제6159호, 2000; 신규환, 2022, pp. 613-614; 임구일, 2017, p. 62). 이후 법률 개정 및 공공의료와 관련된 대책을 통해 공공보건의료의 개념과 범위를 기능·역할을 기준으로 확장하였지만, 여전히 우리나라의 '보건의료의 공공성'과 '공공의료'에 대한 논의와 관련 정책은 공공의료기관 중심으로 이루어지고 있는 것이 현실이다(김창엽, 2017, p. 68; 신규환, 2022, p. 614; 임구일, 2017, pp. 62-63).

하지만 앞에서 살펴본 것처럼 공공성과 공공의료는 다차원적인 요소를 포함하는 개념이므로 우리나라 보건의료와 관련 정책에서는 공공의료의 개념과 범위를 보다 확장할 필요가 있다. 이를 위해서는 절차적 측면, 내용적 측면, 행위 주체적 측면 등을 포함하는 공공성에 대한 포괄적인 이해를 기반으로 하여 공공의료기관뿐 아니라 민간의료기관을 포함한 민간 영역 및 공적 의료보장체계인 국민건강보험을 아우르는 우리나라의 보건의료시스템 전체에서 공공성을 강화하기 위한 정책적인 목표를 수립하고 이에 대한 실천방안 마련이 필요할 것이다.

제2절 필수의료와 공공의료 키워드 및 연관어 분석

한국언론재단 온라인 데이터베이스 '빅카인즈(www.bigkinds.or.kr)'를 통해 '필수의료'와 '공공의료'를 키워드로 하여 지난 27년간(1998년 2월 24일~2024년 9월 28일) 연도별 및 역대 정부(김대중 정부~윤석열 정부)별로 뉴스 기사를 분석하였다.

1. '필수의료' 키워드 및 연관어 분석

'필수의료'를 키워드로 하여 관련 뉴스 기사의 건수를 역대 정부별로 (김대중 정부~윤석열 정부) 살펴보면, 김대중 정부 5건, 노무현 정부 40건, 이명박 정부 231건, 박근혜 정부 267건으로 점점 증가하다가 문재인 정부에서는 2,703건, 윤석열 정부에서는 현재(2024.09.28.)까지 26,737건으로 급격히 증가한 것으로 확인된다(〈표 2-4〉).

〈표 2-4〉 정부별 '필수의료' 키워드 뉴스 검색 건수(1998.02.25.~2024.09.28.)

(단위: 건)

키워드	정부 구분	검색 기간	검색 건수(뉴스)
필수의료	김대중 정부	1998.02.25~2003.02.24	5
	노무현 정부	2003.02.25~2008.02.24	40
	이명박 정부	2008.02.25~2013.02.24	231
	박근혜 정부	2013.02.25~2017.05.09	267
	문재인 정부	2017.05.10~2022.05.09	2,703
	윤석열 정부	2022.05.10~2024.09.28	26,737

주: 1998.02.25.부터 2024.09.28.까지 '필수의료'를 포함하는 뉴스 건수
출처: 빅카인즈(https://www.bigkinds.or.kr/)에서 2024.09.28. 인출

'필수의료'를 포함하는 뉴스 기사의 건수를 연도별로 살펴보면, 정부별로 살펴본 결과와 유사하게 2020년 이전까지는 관련 뉴스 기사가 많지

않았으나, 2020년부터 현저히 많은 건수의 뉴스가 검색되는 것을 확인할 수 있다([그림 2-1]).

[그림 2-1] 연도별 '필수의료' 키워드 뉴스 검색 건수(1998.02.25.~2024.09.28.)

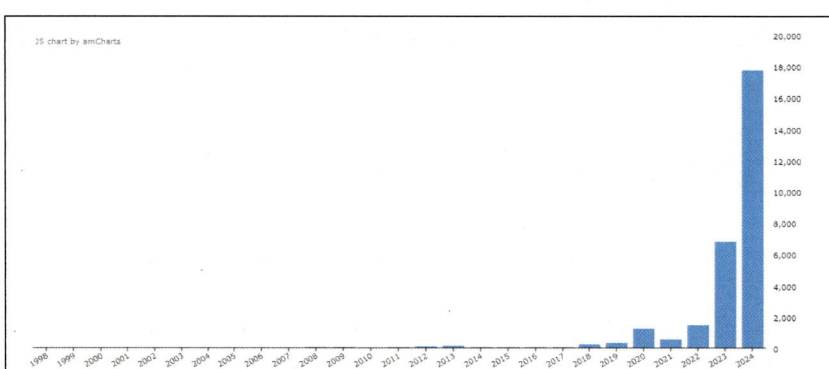

주: '필수의료'를 포함하는 뉴스 검색 결과 중 유사도가 높은 중복된 기사와 인사, 부고, 동정, 포토 등의 내용을 담은 기사를 제외하고 분석한 결과임.
출처: 빅카인즈(https://www.bigkinds.or.kr/)에서 2024.09.28. 인출

분석 기간 전체인 1998년 2월 25일부터 2024년 9월 28일까지 '필수의료'에 대한 연관어를 살펴보면, '보건복지부', '의대 정원 확대', '의대 증원', '국립대병원', '전공의', '대통령', '소아청소년', '의사들', '대한의사협회', '보건복지부 장관' 등 이번 정부의 필수의료 정책과 관련한 연관어들이 대부분을 차지하고 있다([그림 2-2]). 앞의 키워드 분석에서도 확인한 바와 같이 최근에 관련 이슈 등으로 인해 '필수의료'가 포함되는 뉴스 기사의 건수 자체가 과거보다 급격히 증가하면서 근래에 주목받았던 내용들이 분석 기간 전체에 대한 연관어 분석에도 많은 영향을 준 것으로 보인다([그림 2-2]).

'필수의료'에 대한 연관어를 정부별로 살펴보면, 이명박 정부(2008년 2월 25일~2013년 2월 24일) 기간에는 '보건복지부', '건강보험', '기획재정부', 'KDI', '진료비' 등이, 박근혜 정부 (2013년 2월 25일~2017년

5월 8일(총리권한대행 기간 포함)) 기간에는 '건강보험', '보건복지부', '선택진료비', '지속가능', '보장성' 등의 빈도가 높은 것으로 나타나며, '건강보험'을 포함한 상위에 있는 연관어들이 비슷한 흐름을 보이는 것을 확인할 수 있다([그림 2-2]). 문재인 정부(2017년 5월 10일~2022년 5월 9일) 기간에는 '보건복지부', '코로나19', '대한의사협회', '감염병', '공공병원' 등의 빈도가 높은 것으로 나타났다([그림 2-2]). 특히 이 기간에는 코로나19의 유행에 따라 '코로나19', '감염병'이 상위에 있는 연관어에 포함되어 있는 것을 확인할 수 있다([그림 2-2]). 윤석열 정부(2022년 5월 10일~2024년 9월 28일(현재)) 기간에는 '의대 정원 확대', '의대 증원', '국립대병원', '전공의', '소아청소년' 등 이번 정부의 필수의료정책과 관련한 연관어가 빈도가 높은 것을 확인할 수 있다([그림 2-2]).

[그림 2-2] '필수의료'에 대한 연관어(1998.02.25.~2024.09.28.)

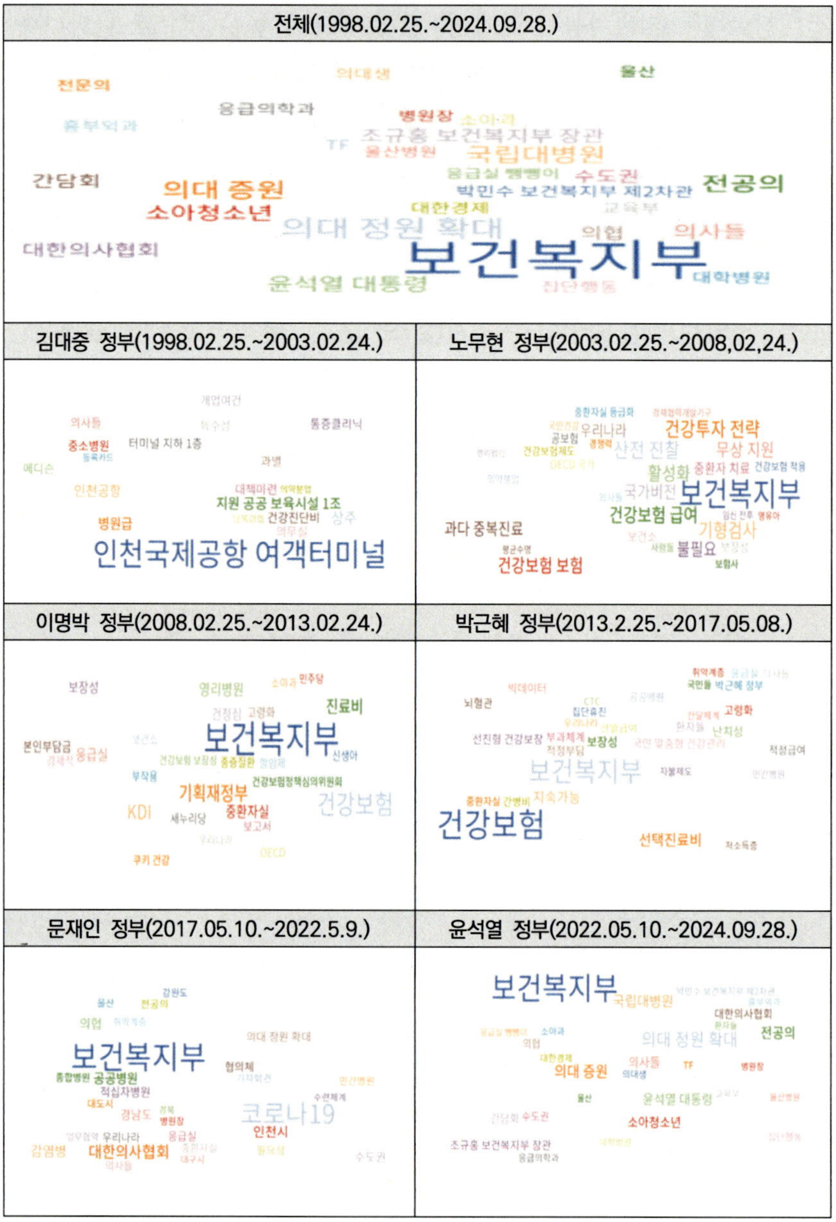

전체(1998.02.25.~2024.09.28.)	
김대중 정부(1998.02.25.~2003.02.24.)	노무현 정부(2003.02.25.~2008.02.24.)
이명박 정부(2008.02.25.~2013.02.24.)	박근혜 정부(2013.2.25.~2017.05.08.)
문재인 정부(2017.05.10.~2022.5.9.)	윤석열 정부(2022.05.10.~2024.09.28.)

출처: 빅카인즈(https://www.bigkinds.or.kr/)에서 2024.09.28. 인출

2. '공공의료' 키워드 및 연관어 분석

'공공의료'를 키워드로 하여 관련 뉴스 기사의 건수를 역대 정부별로 (김대중 정부~윤석열 정부) 살펴보면, 김대중 정부 272건, 노무현 정부 1,162건, 이명박 정부 2,797건, 박근혜 정부 7,455건으로 점점 증가하다가 문재인 정부에서는 15,280건, 윤석열 정부에서는 현재(2024.09.28)까지 10,601건으로, 꾸준히 증가하는 것으로 확인된다(〈표 2-5〉).

〈표 2-5〉 정부별 '공공의료' 키워드 뉴스 검색 건수(1998.02.25.~2024.09.28.)

(단위: 건)

키워드	정부 구분	검색 기간	검색 건수(뉴스)
공공의료	김대중 정부	1998.02.25~2003.02.24	272
	노무현 정부	2003.02.25~2008.02.24	1,162
	이명박 정부	2008.02.25~2013.02.24	2,797
	박근혜 정부	2013.02.25~2017.05.09	7,455
	문재인 정부	2017.05.10~2022.05.09	15,280
	윤석열 정부	2022.05.10~2024.09.28	10,601

주: 1998.02.25.부터 2024.09.28.까지 '공공의료'를 포함하는 뉴스 건수
출처: 빅카인즈(https://www.bigkinds.or.kr/)에서 2024.09.28. 인출

'공공의료'를 포함하는 뉴스 기사의 건수를 연도별로 살펴보면, 정부별로 살펴본 결과와 유사하게 꾸준히 증가하고 있는 것이 확인된다([그림 2-3]). 2013년과 2020년에 '공공의료'를 키워드로 하는 뉴스 기사 건수가 급격히 증가한 것을 볼 수 있는데, 2013년의 뉴스 기사 건수가 증가한 이유는 '진주의료원 폐업'과 관련된 것으로, 2020년의 뉴스 기사 건수가 증가한 이유는 전 세계적으로 유행했던 '코로나19'로 인한 것으로 보인다([그림 2-3]).

[그림 2-3] 연도별 '공공의료' 키워드 뉴스 검색 건수(1998.02.25.~2024.09.28.)

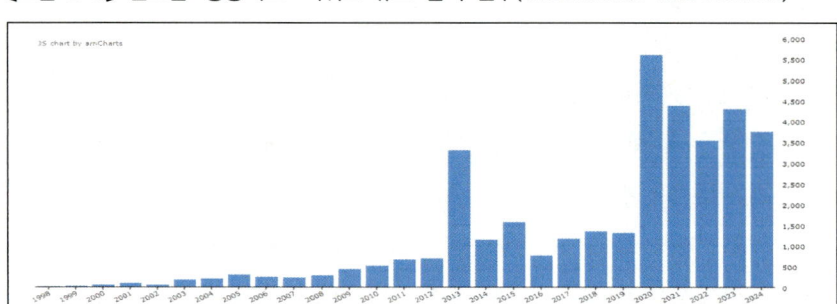

주: '공공의료'를 포함하는 뉴스 검색 결과 중 유사도가 높은 중복된 기사와 인사, 부고, 동정, 포토 등의 내용을 담은 기사를 제외하고 분석한 결과임.
출처: 빅카인즈(https://www.bigkinds.or.kr/)에서 2024.09.28. 인출

분석 기간 전체인 1998년 2월 25일부터 2024년 9월 28일까지 '공공의료'에 대한 연관어를 살펴보면, '코로나19', '공공병원', '지방의료원', '보건복지부', '토론회', '필요성', '중요성', '진주의료원', '감염병' 등이 두드러지게 나타났다([그림 2-4]).

'공공의료'에 대한 연관어를 정부별로 살펴보면, 김대중 정부(1998년 2월 25일~2003년 2월 24일) 기간에는 '보건소', '의료서비스', '건강증진세', '의약분업' 등이, 노무현 정부(2003년 2월 25일~2008년 2월 24일) 기간에는 '복지부', '의료원', '의료서비스', '보건소', '건강보험' 등이 빈도가 높은 연관어로 확인된다([그림 2-4]). 한편, 이명박 정부(2008년 2월 25일~2013년 2월 24일) 기간에는 '영리병원'이, 박근혜 정부(2013년 2월 25일~2017년 5월 8일(총리권한대행 기간 포함)) 기간에는 '진주의료원'이 '공공의료'에 대한 상위 연관어로 확인되는데, 이는 해당 기간에 추진되었던 의료의 영리화 및 진주의료원 폐업으로 대표되는 지방 공공의료기관의 양적 축소와 질적 기능 약화의 단면을 보여주는 것을 보인다([그림 2-4]). 문재인 정부(2017년 5월 10일~2022년 5월 9일) 기간에는 '코로나19', '공공병원', '공론화', '감염병' 등이 '공공의료'에 대한 상위 연

관어로 나타나, 같은 기간 '필수의료'에 대한 상위 연관어의 분석 결과와도 유사한 것으로 확인된다([그림 2-4]). 이는 문재인 정부에서 공공의료의 확충을 통한 필수의료 강화 정책을 추진한 것에 따른 결과로 보인다. 윤석열 정부(2022년 5월 10일~2024년 9월 28일(현재)) 기간에 '공공의료'에 대한 연관어를 살펴보면, '코로나19', '필수의료', '지방의료원', '공공병원'이 있는 것으로 확인된다([그림 2-4]).

[그림 2-4] '공공의료'에 대한 연관어(1998.02.25.~2024.09.28.)

전체(1998.02.25.~2024.09.28.)
보건의료노조, 업무협약, 공론화, 기자회견, 대구, 국립중앙의료원, 감염병, 시민들, 필수의료, 필요성, 우리나라, 전문가, 인천의료원, 협의회, 지역사회, 경남도, 의료인력, 공공병원, 진주의료원, 지방의료원, 토론회, 보건복지부, 인천, 의료서비스, 코로나19, 중요성

김대중 정부(1998.02.25.~2003.02.24.)	노무현 정부(2003.02.25.~2008.02.24.)
보건복지부, 소액진료상한제, 우리나라, 의료계, 국가중앙병원, 건강증진세, 의보재정, 의약분업, 결과적, 부산의료원, 선진국, 의료서비스, 가격위주, 국립의료원, 대학, 공공성, 민주당, 보건소, 의료비, 사람들, 환자들, 민주당, 부산시, 의사들, 건강약, 보건의료 재원	공공성, 영리법인, 내국인 진료, 민간의료, 보건소, 의료서비스, 의료기관, 의료원, 의료비, 의료시장 개방, 행정자치부, 복지부, 참여정부, 민간부문, 보장성, 그렇게, 주민들, 선진국 수준, 필요성, 저소득층, 도민들, 제주도, 건강보험, 재경부, 우리나라, 의료산업화, 국립대병원

이명박 정부(2008.02.25.~2013.02.24.)	박근혜 정부(2013.2.25.~2017.05.08.)
NH농협보험, 의료 사각지대, 국립대병원, 의료서비스, 서귀포의료원, 제주, 도민, 신들특후, 저소득층, 국립충양의료원, 민간병원, 희망찬병원, 영리병원, 의료기관, 취약계층, 보건소, 지역거점병원, 소외계층, 시민, 의료원, 건강보험	보건소, 새누리당, 진주의료원 폐업 사태, 민주당, 홍준표 경남도지사, 박근혜 대통령, 경남도, 지방의료원, 공공병원, 진주의료원, 의료서비스, 민간기업 동행병원, 경남시, 불출이, 전체회의, 보건복지부, 민간병원, 위원장, 국정조사, 살고서, 메르스 사태, 시민, 기자회견

문재인 정부(2017.05.10.~2022.5.9.)	윤석열 정부(2022.05.10.~2024.09.28.)
협의회, 대전동구, 연합이, 기자회견, 의료서비스, 인천의료원, 인천, 감염병, 필요성, 업무협약, 중요성, 진주의료원, 공론화, 건강, 더불어민주당, 경남도, 보건복지부, 코로나19, 공공병원, 지방의료원, 시민	보건복지부, 인천의료원, 지방의료원, 지역사회, 인천대학교, 필수의료, 인천대 공공의대 설립 범시민협의회, 의료서비스, 필요성, 인천, 보건의료노조, 국립대병원, 범시민협의회, 시민들, 제2의료원, 기자회견, 공공병원, 국립중앙의료원, 건립과, 울산, 토론회, 민간병원, 의료취약지 인천, 광주시 중요성, 박수보고서

출처: 빅카인즈(https://www.bigkinds.or.kr/)에서 2024.09.28. 인출

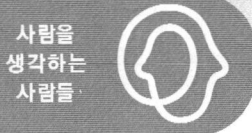

제3장

우리나라의 필수의료와 공공의료 관련 정책 현황

제1절 우리나라 필수·공공의료 관련 주요 정책
제2절 필수·공공의료 정책에 대한 기존 논의

제3장 우리나라의 필수의료와 공공의료 관련 정책 현황

제1절 우리나라 필수·공공의료 관련 주요 정책

이 절에서는 우리나라 공공의료에 관한 주요 법률인 「공공보건의료에 관한 법률」과 필수의료와 공공의료와 관련된 주요한 법정계획, 비법정계획 및 종합대책을 살펴보았다.

1. 공공보건의료에 관한 법률

가. 법 제정(2000.7.)

「공공보건의료에 관한 법률」은 2000년, "공공보건의료기관을 설치·운영하여 국민의 기본적인 보건의료 수요의 충족을 위하여 노력하고, 공공보건의료기관에 대하여 국·공유재산의 무상 대부·사용·수익을 하게 하고, 공공보건의료기관은 취약계층에 대한 보건의료 및 전염병 예방·진료와 응급환자의 진료 등 필수적인 공공보건의료를 우선적으로 제공하도록 하려는" 목적으로 제정되었다(공공보건의료에 관한 법률, 법률 제6159호, 2000). 이 법의 제정은 공공보건의료의 개념 및 기능·역할과 공공보건의료기관에 대한 법률적 근거를 마련했다는 점에서 큰 의미를 부여할 수 있으나, 공공보건의료기관에만 공공보건의료를 수행하도록 하고 공공보건의료의 주요 기능·역할 설정에 있어서 취약계층, 취약분야, 취약지역 중심으로 한 시장실패로 인한 해소를 우선시하여 공공보건의료 및 공공보건의료기관에게 잔여적 기능 및 역할을 부여하는 한계점을 가지고 있었다(나백주 외, 2024, p. 5; 신영전, 2021, p. 286).

나. 개정

　2013년 「공공보건의료에 관한 법률」은 전부 개정되었다(2012년 개정, 2013년 시행). 그 이유는 법률상 "공공보건의료기관이 수행할 수 있던 공공보건의료를 민간의료기관도 의료취약지 거점의료기관, 공공전문진료센터로 지정하여 공공보건의료를 수행할 수 있도록 함으로써 공공보건의료체계를 개선하고, 의료서비스의 공급이 현저하게 부족한 지역을 의료취약지로 지정하고, 수익성이 낮아 공급이 원활하지 않은 전문진료 분야에는 공공전문진료센터를 지정하여 각각 재정적·행정적 지원을 할 수 있도록 하는 등 현행 제도의 운영상 나타난 일부 미비점을 개선·보완하려는 것"이었다(공공보건의료에 관한 법률, 법률 제11247호, 2012). 개정된 「공공보건의료에 관한 법률」의 주요 내용에는 국가 차원의 공공보건의료 기본계획을 수립(제4조), 주기적인 국민의 의료 이용 실태 및 의료 자원의 분포 등에 대한 평가 및 의료취약지와 의료취약지 거점기관 지정(제12조 및 제13조), 공공전문진료센터를 지정·지원(제14조), 공공보건의료 수행기관에 대한 기술 지원 및 공공보건의료 인력에 교육·훈련을 위한 공공보건의료 지원센터 설치(제21조), 시·도의 공공보건의료에 관한 업무 수행 지원을 위한 공공보건의료 지원단 설치(제22조)가 포함되었다(공공보건의료에 관한 법률, 법률 제11247호, 2012). 2012년에 개정되고, 2013년에 시행된 2013년의 「공공보건의료에 관한 법률」에 대한 전부 개정은 공공보건의료의 개념 및 기능·역할을 확장하여 민간의료기관이 공공보건의료 기능·역할을 하기 위한 법률적 기반을 마련하였을 뿐 아니라 국가 차원의 공공보건의료 관련 계획 수립에 대한 기틀을 마련하고, 공공보건의료 관리체계를 구축하고, 중앙 및 시도 단위의 공공보건의료에 대한 지원과 교육훈련을 위한 공공보건의료센터와 시도 공공보건의료지원단 설치를 위한 법률적 근거를 마련했다는 점에서 큰 의미를 부여할 수 있다(나백주 외, 2024, p. 5; 신영전, 2021, p. 286; 이건세, 2013, pp. 44-45).

이후 2015년, 「공공보건의료에 관한 법률」은 일부 개정되었는데, 개정 이유 및 주요 내용은 "공공보건의료사업의 범위를 확대함으로써 양질의 공공보건의료를 효과적으로 제공하고, 공공보건의료기관의 중요 임무로 적정진료를 규정하고, 공공보건의료 수행기관의 보건의료 제공 등에 필요한 비용의 전부 또는 일부를 예산의 범위에서 보조하고, 공공적 기능을 수행하는 과정에서 발생한 경영상의 손해 때문에 평가에서 불이익을 받지 않도록 함으로써 공공보건의료기관의 역할을 정립하는 것"이었다(공공보건의료에 관한 법률, 법률 제13098호, 2015). 2016년, 「공공보건의료에 관한 법률」은 일부 개정되었는데, 신종감염병에 대한 공공보건의료기관의 대응 체계 마련을 위해 공공보건의료사업에 감염병과 비감염병의 예방 및 관리, 재난으로 인한 환자의 진료 등 관리 추가(제2조 제2호), 공공보건의료 전달체계 구축(제2조 제5호), 공공보건의료기관의 의무에 감염병 및 재난으로 인한 환자의 진료를 추가(제7조 제1항), 공공보건의료 지원센터의 업무에 감염병 등 공공의료 분야 지침 개발 및 보급 지원 추가(제21조 제1항)를 개정의 주요 내용으로 포함하였다(공공보건의료에 관한 법률, 법률 제13982호, 2016). 이후 2018년에 「공공보건의료에 관한 법률」을 일부 개정하여 국가 및 지방자치단체가 공공보건의료기관의 의료인력 확보 시책을 시행할 수 있도록 하였으며, 2021년에도 같은 법의 일부 개정을 통해 공공보건의료정책심의위원회 및 시·도공공보건의료위원회 설치를 위한 법적 근거를 마련했고, 2022년 일부 개정을 통해서는 책임의료기관의 지정·운영을 위한 법적 근거를 마련하였다(공공보건의료에 관한 법률, 법률 제15440호, 2018; 공공보건의료에 관한 법률, 법률 제17965호, 2021; 공공보건의료에 관한 법률, 법률 제18411호, 2022).

2. 필수의료 및 공공보건의료 관련 주요 계획 및 대책

역대 정부별 필수의료 및 공공보건의료와 관련된 주요 법정계획, 비법정계획, 종합대책은 다음과 같다.

〈표 3-1〉 정부별 필수의료 및 공공의료 관련 주요 계획과 대책

정부	발표 시점	대책	비고
노무현 정부 (2003.2.25. ~2008.2.24)	2005.1.	제1차 응급의료 기본계획 (2005~2010)	법정계획
	2005.6.	건강보험 중기보장성 강화 계획 (2005~2008)	
	2005.12.	공공보건의료 확충 종합대책	
이명박 정부 (2008.2.25 ~2013.2.24)	2008.10.	건강보험 중기보장성 강화 계획 (2009~2013)	
	2009.10.	응급의료 선진화 추진계획 (2010~2012)	
	2013.2.	제2차 응급의료 기본계획 (2013~2017)	법정계획
박근혜 정부 (2013.2.25 ~2017.5.9)	2013.6.	4대 중증질환 보장강화 계획	
	2015.2.	건강보험 중기보장성 강화 계획 (2014~2018)	
	2016.3.	제1차 공공보건의료 기본계획 (2016~2020)	법정계획
문재인 정부 (2017.5.10 ~2022.5.9)	2018.10.	공공보건의료 발전 종합대책	
	2018.12.	제3차 응급의료 기본계획 (2018~2022)	법정계획
	2019.11.	지역의료 강화 대책	
	2021.6.	제2차 공공보건의료 기본계획 (2021~2025)	법정계획
윤석열 정부	2023.1.	필수의료 지원대책	
	2023.10.	필수의료 혁신 전략	
	2024.2.	필수의료 정책 패키지	
	2024.8.	의료개혁 1차 실행 방안	

가. 건강보험 중기보장성 강화계획

1) 건강보험 중기보장성 강화계획(2005~2008)

2005년 6월에 발표된 1차 건강보험 중기보장성 강화계획(2005~2008)은 '질병으로 인한 빈곤층 전락을 예방하고, 사회안전망으로서 역할 강화'라는 목표하에 필수의료 분야에 해당하는 암, 중증 심장기형 및 심장질환, 중증 뇌혈관질환 등의 진료비 부담이 큰 중증질환에 대한 보장성 강화 및 건강보험 급여율 향상을 주요 내용으로 포함하였다(보건복지부, 2015, 김대환, 2017, pp. 33-34 재인용). 1차 건강보험 보장성 강화 대책(2005~2008)이 추진됨에 따라 암, 심장, 뇌혈관 등 고액 중증질환의 법정본인부담률이 20%에서 10%로 경감되었고, 만 6세 미만 아동에 대한 입원 본인부담금이 면제되었으며, 특정 암 건강검진 본인부담률이 경감되었고, 5대 암에 해당하는 간암, 위암, 대장암, 자궁경부암, 유방암 무료 검진 대상자가 보험료 하위 50%까지 확대되었다(김상우, 2016, pp. 10-11; 김한상 외, 2018, p. 6; 손영래, 2015, p. 9).

2) 건강보험 중기보장성 강화계획(2009~2013)

2009년 6월에 발표된 2차 건강보험 중기보장성 강화계획(2009~2013)은 '질병의 위협으로부터 국민을 보호하는 건강보험'이라는 목표하에 ① 중증질환자 및 희귀난치성질환자 진료비 부담 완화, ② 저소득·취약계층에 대한 진료비 부담 완화, ③ 진료비 부담이 큰 비급여 항목의 급여 전환, ④ 저출산 추세 등에 대응한 보장성 확대를 주요 추진 방향으로 설정하였다(보건복지가족부, 2009. 6. 16., pp. 4-6). 2차 건강보험 보장성 강화 대책(2009~2013)이 추진됨에 따라 중증질환 산정 특례가 확대되었고, 암, 심뇌혈관 등 중증질환부터 단계적으로 경제적 부담이 높은 MRI와 초음파에 대한 보험 적용이 확대되었으며, 본인부담상한제 소득수준별 적용 및 장애인 보장구 급여 확대 등을 통해 취약계층의 부담이 완화되고, 임·출산진료비 지원이 강화되었고, 치아 홈 메우기, 노인 틀니, 치석 제거 등 치과 분야 및 한방 분야에 대한 보험 적용이 확대되었다(김대환, 2017, pp. 33-34; 김한상 외, 2018, pp. 6-7; 이현복 외, 2017, pp. 79-80).

〈표 3-2〉 2009~2013 중기보장성 계획의 주요 실적

2009~2013 중기보장성 계획의 주요 실적
① 뇌혈관질환의 본인부담 추가 경감 (10% → 5%) 　- 이외 중증화상(본인부담 5%), 결핵(10%)을 산정특례 상병군으로 추가
② 사회적 요구가 높은 고가 서비스(MRI, 초음파) 보험 적용 　* 암, 심뇌혈관질환 등 중증질환부터 단계적으로 보험 적용 확대
③ 본인부담상한제 소득수준별 적용(200 → 200~400만 원), 장애인 보장구 급여 확대 등 취약계층 부담 완화
④ 임·출산진료비 지원 확대(20 → 50만 원, 다태아 70만 원), 소아선천성질환 급여 확대 등 출산 친화적 보장성 강화
⑤ 치과(치석 제거, 노인 틀니, 치아 홈 메우기 등), 한방분야(한방물리요법) 보험 확대

출처: "2014~2018 건강보험 중기보장성 강화 계획," 보건복지부, 2015, p. 11.

3) 4대 중증질환 보장강화 계획

2013년 6월, 박근혜 정부의 보건복지 분야 핵심 국정과제인 4대 중증질환 보장강화 계획이 발표되었다(보건복지부, 2013. 6. 26.). 4대 중증질환이란 암, 심장질환, 뇌혈관질환, 희귀난치성질환으로 재정적 문제나 비용 대비 효과성이 낮다는 이유 등으로 일부 의료행위나 약제에 보험 적

용이 되지 않아 가계경제에 부담이 되어 왔다(보건복지부, 2013. 6. 26., p. 8). 이에, 의학적 타당성, 사회적 요구도, 재정적 지속가능성 등을 고려하여 필수급여, 선별급여, 비급여 3개 영역으로 구분하고 보험을 단계적으로 확대하기로 하였는데, 의학적으로 필요한 필수의료로는 필수급여로 구분하여 모두 급여화하고, 비용 대비 치료 효과가 낮아 필수적 의료는 아니지만 사회적 수요가 큰 의료는 선별급여로 구분하여 단계적으로 급여화하고, 미용·성형 등 치료와 무관한 의료는 비급여로 존속하기로 하였다(보건복지부, 2013. 6. 26., p. 11).

4) 건강보험 중기보장성 강화 계획(2014~2018)

3차 건강보험 중기보장성 강화 계획(2014~2018)은 2차 건강보험 중기보장성 강화계획(2009~2013)이 종료되고 1년여가 지난 2015년 2월 발표되었는데, 그 이유는 대규모 재정이 소요되는 중요 국정과제인 4대 중증질환 보장 강화 계획, 3대 비급여 개선, 노인 임플란트 및 틀니 보험 적용 계획, 본인부담상한제 개선 등의 계획을 먼저 확정하고 건강보험 중기보장성 계획을 준비하였기 때문이다(보건복지부, 2015, p. 3; 손영래, 2015, p. 9). 3차 건강보험 중기보장성 강화계획(2014~2018)은 '모든 국민의 형평적 건강보장을 위한 의료비 부담 완화 및 건강수준 향상'이라는 목표하에 ① 생애주기별 핵심적인 건강 문제에 대한 필수의료 보장 강화, ② 고액 비급여의 적극적 해소와 증가 억제를 위한 관리체계 도입, ③ 취약계층과 사회적 약자에 대한 의료지원 강화라는 3대 기본 방향과 이를 달성하기 위한 32개 세부 과제를 제시하였다([그림 3-1], 〈표 3-3〉) (보건복지부, 2015, pp. 33-35).

[그림 3-1] 건강보험 중기보장성 강화 계획(2014~2018)의 목표 및 기본 방향

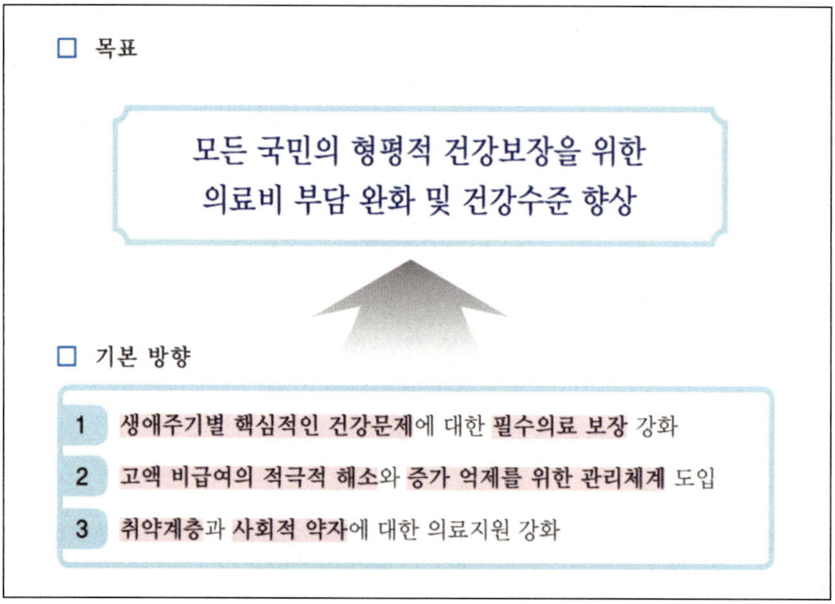

☐ 목표

모든 국민의 형평적 건강보장을 위한
의료비 부담 완화 및 건강수준 향상

☐ 기본 방향

1 생애주기별 핵심적인 건강문제에 대한 **필수의료 보장** 강화
2 **고액 비급여의 적극적 해소**와 **증가 억제를 위한 관리체계** 도입
3 **취약계층**과 **사회적 약자**에 대한 의료지원 강화

출처: "2014~2018 건강보험 중기보장성 강화 계획," 보건복지부, 2015, p. 33.

〈표 3-3〉 건강보험 중기보장성 강화 계획(2014~2018)의 세부 과제

1 생애주기별 핵심적인 건강 문제의 필수의료 보장 강화	
건강한 임신과 출산 환경 조성	- 의료비 부담이 없도록, 임신·출산 보험 적용 강화 - 고위험 임산부에 대해서는 특히 더 지원 강화 - 난임 가정의 성공적인 임신·출산을 위한 지원 강화 - 분만 취약지역의 의료 공급 기반 확충 및 의료비 지원
선천성 기형 및 신생아에 대한 의료지원 확대	- 선천성 기형 진단 및 치료에 대한 건강보험 보장 확대 - 신생아 집중 치료에 소요되는 의료비 부담 완화
건강한 미래를 위한 청소년·청장년 핵심 질병 조기 관리	- 초기 충치 치료를 위한 치과 치료의 보장성 강화 - 효과적인 만성질환 관리를 위한 의료 지원 강화 - 정신질환 초기 관리를 위한 건강보험 보장 확대 - 병적 고도비만의 수술치료 건강보험 적용
국민 생명을 보호하기 위한 안전 관련 의료의 보장 강화	- 중증외상 및 응급의료 대응체계를 위한 건강보험 지원 강화 - 결핵 박멸을 위한 치료비 전액 건강보험 지원 - 환자 안전을 위한 치료재료의 의료보장 강화
고액 중증질환에 대한 두터운 보장으로 의료비 안심	- 4대 중증질환 필수의료 건강보험 적용 - 척추 및 관절 질환에 대한 건강보험 보장 강화 - 장기이식 및 중증화상에 대한 건강보험 보장 강화
건강한 노년과 존엄한 죽음을 위한 지원 강화	- 65세 이상 노인 틀니·임플란트 보험 적용 - 치매 조기진단 및 치료를 위한 급여 확대 - 호스피스·완화의료 건강보험 적용
2 고액 비급여의 적극 해소 및 증가 억제를 위한 관리체계 도입	
중증환자 부담이 큰 3대 비급여의 해소와 건강보험 적용	- (선택진료)선택진료비를 폐지하고 모두 건강보험 적용 - (상급병실)4인실까지 보험 적용하고, 일반병상 70% 이상 확충 - (간병비)포괄간호서비스 도입 및 건강보험 적용
의료비 부담이 큰 고가 검사의 보험적용 확대	- 임산부, 간질환 등에 대한 초음파 검사 보험 확대 - 척추·관절질환에 대한 MRI 검사 보험 확대
비급여의 합리적 관리를 위한 공적 관리 기반 강화	- 비급여 의료비용 고지체계 강화 및 정보 공개 확대 - 4대 중증질환을 중심으로 선별급여 제도의 도입 및 운용
3 취약계층과 사회적 약자에 대한 의료지원 강화	
장애인에 대한 보장구 지원을 내실 있게 강화	- 장애인 보장구의 확대 및 기준 개선 등 지원 강화 - 장애인 보장구의 지원원칙 확립 및 지원방식 개선
필수 재가치료에 대한 건강보험 지원 확대	- 휴대용 산소치료, 재가 호흡보조기 등 요양비 적용 확대 - 재가치료 지원을 위한 건강보험 지원체계 개선
저소득층과 취약지에 대한 건강보험 지원 강화	- 본인부담상한제를 소득계층에 보다 비례하여 지원 강화 - 필수의료 취약지에 대한 건강보험 지원체계 개발

출처: "2014~2018 건강보험 중기보장성 강화 계획," 보건복지부, 2015, pp. 34-35.

나. 응급의료 기본계획

(1) 제1차 응급의료 기본계획(2005~2010)

2005년에 발표된 제1차 응급의료 기본계획(2005~2020)은 '국민의 생명과 건강을 책임지는 선진응급의료 제공'을 목표로 ① 응급의료의 질적 수준 강화, ② 응급의료의 접근성 및 이용편리성 제고, ③ 응급의료의 보장성 강화, ④ 응급의료의 선진화 기반 마련, ⑤ 응급의료의 효율적 관리체계 구축, ⑥ 응급의료정보센터의 특성화 및 전문화를 위한 추진 과제를 제시하였다(신의균, 2005).

(2) 응급의료 선진화 추진계획(2010~2012)

2008년 12월 「응급의료에 관한 법률」 개정으로 인해 2010~2012년에 한시적으로 응급의료기금이 400억에서 1,900억 규모로 대폭 확충되어 3개년 특별계획인 2010~2012년 응급의료 선진화 추진계획이 2009년 10월에 발표되었다(보건복지가족부, 2009). 2010~2012년 응급의료 선진화 추진계획은 '국민의 생명과 건강을 책임지는 양질의 응급의료서비스 제공'이라는 비전하에 '전국 어디서나 30분 내 응급의료서비스 수혜', '응급실 예방 가능한 사망률 감소', '이송 중 적정 응급처치율 향상'을 주요 성과 목표로 하여 ① 응급의료 사각지대 해소, ② 선진국 수준 응급의료기관 육성, ③ 핵심 응급질환에 대한 전문응급체계 구축, ④ 응급환자 이송의 신속성·전문성, ⑤ 국민의 응급처치 능력 향상, ⑥ 응급의료 관리체계 강화에 대한 추진 과제를 제시하였다(보건복지가족부, 2009, p. 4).

〈표 3-4〉 2010~2012년 응급의료 선진화 추진 계획의 목표와 추진 과제

목표	전국 어디서나 30분 내 응급의료서비스 수혜	응급실 예방 가능한 사망률	이송 중 적정 응급처치율
핵심 추진과제	응급의료 사각지대 해소	- 응급환자 이송 취약지역 해소: 구급차, 헬기, 선박 전진 배치 - 취약지(43개) 응급의료기관 건립	
	선진국 수준 응급의료기관 육성	- 구조 → 질 중심으로 응급의료기관 평가제도 개편 - 응급의료기관 및 관할 지자체 인센티브·페널티 강화해 질 향상 유도	
	핵심 응급질환 전문응급체계 구축	- 권역 외상센터 건립(3~5개) 및 지역 외상센터 육성 - 심뇌혈관, 독극물 등 특성화 응급의료체계 정비 및 확충	
	응급환자 이송의 신속성·전문성	- 119 구급대원의 전문성 강화 및 구급차 시설·장비 보강 - 적정 이송을 위한 정보통신체계 개선	
	국민의 응급처치 능력 향상	- 아파트, 다중이용시설 등에 자동제세동기 설치 - 일반 국민(사회복무요원, 아동학부모 등) 교육·홍보 강화	
	응급의료 관리체계 강화	- 중앙정부의 조정·기획 기능 강화	

출처: "2010~2012년 응급의료 선진화 추진계획," 보건복지가족부, 2009, p. 4.

(3) 제2차 응급의료 기본계획(2013~2017)

2013년 2월에 발표된 제2차 응급의료 기본계획은 '국민 중심의 믿을 수 있는 응급의료 제공'이라는 비전하에 예방 가능한 외상사망률 감소, 심정지 생존퇴원률 향상, 중증응급환자 적정시간 내 최종 치료기관 도착 비율 향상을 주요 성과 목표로 하여 ① (환자 발생 현장 단계) 응급상황 시 현장 대처역량 향상, ② (응급환자 이송 단계) 전문적이고 안전한 응급환자 이송, ③ (의료기관 치료단계) 언제, 어디에서나 제때에 최종 치료 제공, ④ 응급의료 지속발전 기반 구축 및 관리체계 개선에 대한 추진 과제를 제시하였다(보건복지부, 2013).

〈표 3-5〉 제2차 응급의료 기본계획(2013~2017)의 추진 과제

① (환자 발생 현장 단계) 응급상황 시 현장 대처역량 향상	
응급의료상담 및 정보 이용 가능	전문적인 응급의료 상담제공, 체계적인 응급의료기관 정보제공, 응급상황 대처 방법 대국민 홍보
국민의 심폐소생술 시행능력 제고	심폐소생술 실습교육 확대, 자동제세동기 활용도 제고
② (응급환자 이송단계) 전문적이고 안전한 응급환자 이송	
119 구급대 전문성 향상	119 구급대 전문인력 확충, 119 구급대 응급처치 실습교육 강화, 응급처치 적절성 평가 및 환류, 지도의사 확충 및 지도 강화, 응급환자 중증도 분류 및 적정 이송체계 구축, 응급처치 피해구제제도 도입
병원 간 전원 시 환자 안전 강화	병원 간 전원 컨트롤타워 구축, 병원 간 전원 시 의료기관 책임 강화, 민간이송업 제도개선
취약지역 환자이송체계 강화	이송취약지역 분석 및 지역별 이송대책 수립, 범부처 헬기 공동활용체계 운영
③ (의료기관 치료단계) 언제, 어디에서나 제때에 최종치료 제공	
응급의료기관 개편	기능 중심의 응급의료기관 개편, 응급의료기관 관리 및 지원 강화, 응급실 과밀화 해소 추진
농어촌 응급의료제공체계 마련	24시간 응급의료서비스 제공을 위한 지원 확대, 의사, 간호사 인력 확보
중증외상 전문치료체계 구축	권역외상센터 설치, 외상전문인력 양성, 외상등록체계 운영
중증응급질환 치료체계 구축	심뇌혈관센터 전문치료 제공 강화, 응급수술·시술·분만 지역 네트워크 운영, 심정지 전문치료 수준 향상, 독극물 중독 환자 관리 도입, 소아 응급의료분야 관리 강화
취약계층 응급의료 접근성 향상	응급의료 미수금 대지급 제도 확대, 취약집단 응급의료서비스 강화
응급실 환경 여건 개선	환자 중심 서비스 개선, 응급실 진료환경 안전도 향상
재난응급의료체계 강화	재난 발생 시 응급의료체계 정비, 재난 대응 인력 교육 강화
④ 응급의료 지속발전 기반 구축 및 관리체계 개선	
지자체 응급의료관리 강화	내실 있는 지역응급의료시행계획 운용, 지자체 응급의료정책 평가 강화, 지자체 응급의료 인력 교육
응급의료 정보관리 체계화	응급의료통합정보망 구축, 응급의료 통계 산출체계 정비
응급의료체계 평가 개편	병원 전 단계 평가 도입, 응급의료기관 평가 개선
응급의료 인력확보 및 전문성 향상	적정 응급의학 전문의 양성, 응급실 근무 의사 진료역량 향상, 숙련된 양질의 응급실 간호사 근무 기반 조성, 양질의 응급구조사 양성 및 자격제도 개선
응급의료정책 추진 기반 강화	중앙응급의료센터 역할 강화, 지역별 응급의료정보센터 운영

출처: "2013~2017년 응급의료기본계획(안)," 보건복지부, 2013.

(3) 제3차 응급의료 기본계획(2018~2022)

2018년 12월에 발표된 제3차 응급의료 기본계획은 '국민의 생명과 건강을 지키는 든든한 사회안전망'이라는 비전하에 예방 가능한 외상사망률 감소, 급성심근경색 사망률 감소, 뇌졸중 사망률 감소, 응급의료서비스 신뢰도 향상(입원 30일 이내 사망률 감소)을 주요 성과 목표로 하여 ① 현장·이송 단계, ② 응급실 단계, ③ 전문진료 단계, ④ 응급의료 기반에 대한 추진 과제를 제시하였다(보건복지부, 2018a).

〈표 3-6〉 제3차 응급의료 기본계획(2018~2022)의 중점 과제

영역	중점 과제
1. 현장·이송 단계	1-1. 신속한 응급조치가 가능한 생활환경 조성 1-2. 고품질 응급 상담·신고 서비스 제공 1-3. 119 구급대 적정 병원 이송률 제고 1-4. 구급차 이송서비스 품질 제고 1-5. 항공을 통한 이송격차 해소
2. 응급실 단계	2-1. 종별 기능 강화를 통한 응급진료 최적화 2-2. 성과·공개 중심의 응급의료기관 평가 2-3. 안전한 응급실 진료환경 구축 2-4. 중증응급환자의 전원 수용률 제고 2-5. 취약지역·계층 응급의료 지원 강화 2-6. 재난의료 거버넌스 확충
3. 전문진료 단계	3-1. 중증외상 분야 3-2. 급성심근경색·뇌졸중 분야 3-3. 정신 응급 분야 3-4. 소아 응급 분야
4. 응급의료 기반	4-1. 지방정부 중심 응급의료체계 구축 4-2. 지능형 응급의료정보체계 구축 4-3. 인적 기반 확충 및 전문성 제고 4-4. 응급의료 정책 네트워크 구축 4-5. 응급의료 정책 추진 기반 강화

출처: "2018~2022년 응급의료 기본계획(안)," 보건복지부, 2018a, p. 6.

(4) 제4차 응급의료 기본계획(2023~2027)

2023년 3월에 발표된 제4차 응급의료 기본계획은 '전국 어디서나 최종 치료까지 책임지는 응급의료'라는 비전하에 중증응급환자 치료성과 개선(중증응급환자 병원 내 사망률 개선), 신속하고 적정한 이송(중증응급환자 적정 시간 내 최종 치료기관 도착률 개선), 지역 응급의료 거버넌스 강화(지역 응급의료체계 평가)를 주요 성과 목표로 하여 ① 현장·이송 단계, ② 병원 단계, ③ 전문분야별 대응, ④ 응급의료 기반에 대한 추진 과제를 제시하였다(보건복지부, 2023a).

〈표 3-7〉 제4차 응급의료 기본계획(2023~2027)의 중점 과제

영역	중점 과제
1. 현장·이송 단계	1-1. 알기 쉬운 응급의료 이용체계 마련 1-2. 중증도 기반 이송 인프라 확충 1-3. 이송서비스의 품질 개선 1-4. 이송 및 수용 적정성 관리체계 마련
2. 병원 단계	2-1. 최종 치료를 포괄한 응급의료 전달체계 개편 2-2. 의료기관 간 연계·협력 제도화 추진 2-3. 물적·인적 인프라 확충 2-4. 보상체계 개선 2-5. 안전한 응급진료 환경 조성
3. 전문진료 단계	3-1. 중증외상 분야 3-2. 심뇌혈관질환 분야 3-3. 소아응급 분야 3-4. 정신응급 분야 3-5. 재난대응 분야
4. 응급의료 기반	4-1. 지역 중심 응급의료 정책 기반 강화 4-2. 응급의료 정보체계 선진화 4-3. 중앙 응급의료정책 추진 기반 내실화

출처: "2023~2027년 응급의료 기본계획(안)," 보건복지부, 2023a, p. 15.

다. 공공보건의료 관련 주요 계획과 대책

1) 공공보건의료 확충 종합대책

2005년 12월 발표된 공공보건의료 확충 종합대책은 '공공보건의료를 확충하여 보건의료를 지속 발전 가능한 체계로 개편함으로써 국민의료비의 합리적 수준 유지와 국민건강권의 보호'라는 비전하에 ① 공공보건의료체계 개편 및 효율화, ② 고령사회 대비 공공보건의료 역할·투자 확대, ③ 예방 중심의 질병관리체계 확립, ④ 필수보건의료 안전망 확충이라는 네 가지 주요 추진전략과 11대 세부 과제를 제시하였다(관계부처 합동, 2005, p. 53). 공공보건의료 확충 종합대책은 국가 차원에서 수립된 공공보건의료 분야의 종합대책이라는 데 큰 의미가 있다.

[그림 3-2] 공공보건의료 확충 종합대책 추진전략 개요

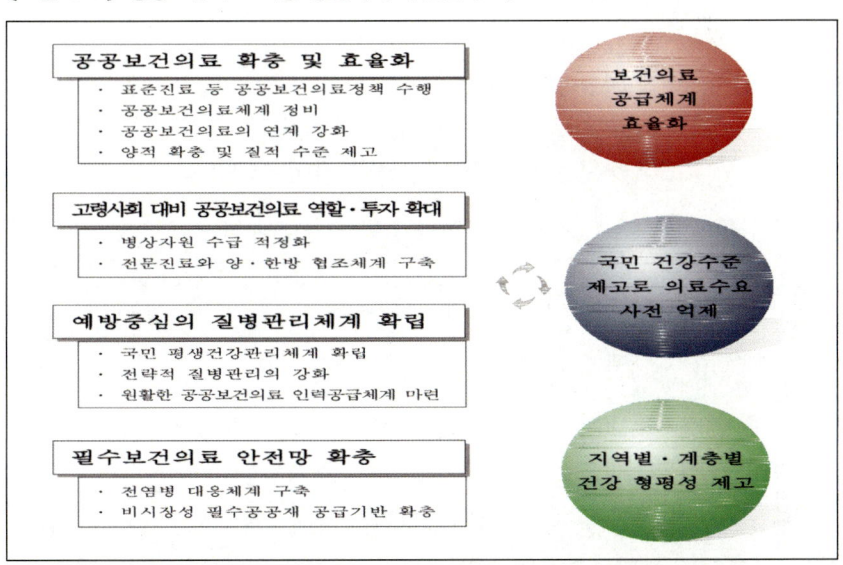

출처: "지속가능한 보건의료체계 구축. 공공보건의료 확충 종합대책," 관계부처 합동, 2005. p. 53.

(2) 제1차 공공보건의료 기본계획(2016~2020)

2016년 3월에 발표된 제1차 공공보건의료 기본계획은 2013년의 「공공보건의료에 관한 법률」 개정으로 인한 소유 주체 중심에서 기능·역할 중심으로의 공공보건의료의 개념 및 범위의 확장을 포함한 공공보건의료 정책 환경 변화에 따른 체계적·종합적인 계획 수립 필요성에 따라 2005년 공공보건의료 확충 종합대책 이후 11년 만에 수립된 공공보건의료에 관한 최초의 법적 계획이다(보건복지부, 2016). 제1차 공공보건의료 기본계획은 '모든 국민이 건강한 삶을 보장받는 사회'라는 비전하에 ① 지역 간 균형 잡힌 공공보건의료 제공체계 구축, ② 필수의료서비스 확충 및 미래 수요에 선제적 대응, ③ 취약계층에 대한 의료안전망 강화, ④ 공공보건의료지원 기반 확충 및 서비스 질 제고, ⑤ 공공의료기관 운영 효율성 제고라는 5개 추진 전략과 14개 세부 과제를 제시하였다(보건복지부, 2016, p. 7).

[그림 3-3] 제1차 공공보건의료 기본계획 개요

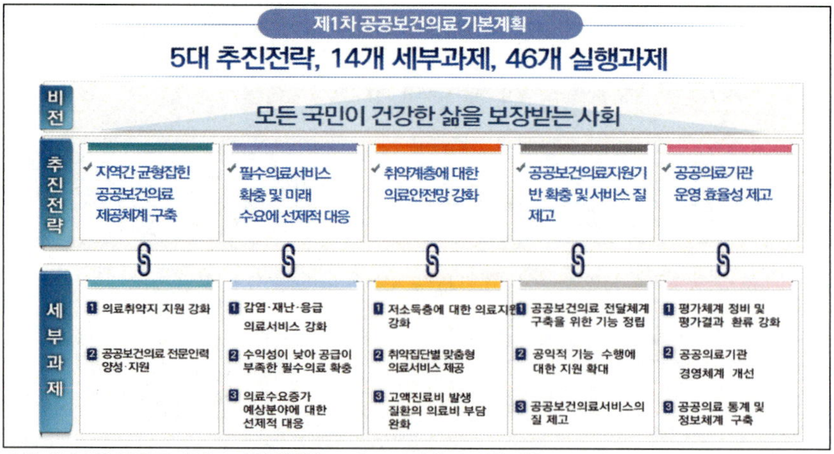

출처: "제1차 공공보건의료 기본계획(2016~2020)," 보건복지부, 2016, p. 7.

(3) 공공보건의료 발전 종합대책

제1차 공공보건의료 기본계획(2016~2020)에 이어, 문재인 정부는 '의료 공공성 강화'를 국정과제로 확정하고, 2017년 11월 민관 합동 '공공보건의료발전위원회'를 발족하였다. 해당 위원회에서 마련하여 2018년 10월에 발표된 공공보건의료 발전 종합대책은 '필수의료의 지역 격차 없는 포용국가 실현'이라는 비전과 필수중증의료 국가 책임 강화, 산모·어린이·장애인 의료서비스 확대, 지역공동체 기반의 건강관리 체계 강화라는 3개 핵심 목표를 설정하였다. 공공보건의료 발전 종합대책은 ① 지역격차 해소를 위한 공공보건의료 책임성 강화, ② 필수의료 전 국민 보장 강화, ③ 공공보건의료 인력 양성 및 역량 제고, ④ 공공보건의료 거버넌스 구축의 4개 분야에 대한 12대 과제를 제시하였다(보건복지부, 2018b, p. 7).

[그림 3-4] 공공보건의료 발전 종합대책 개요

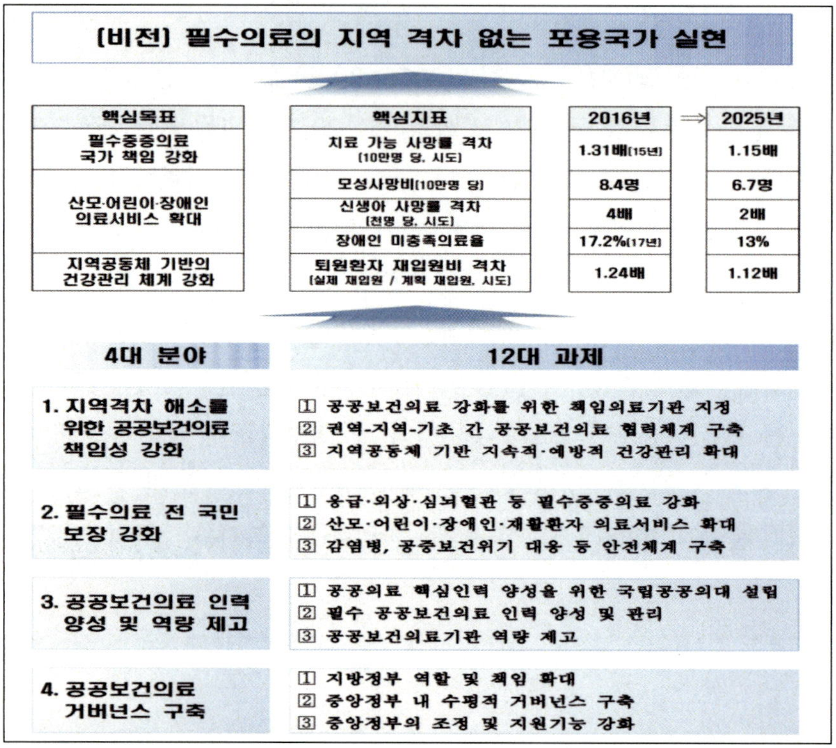

```
[비전] 필수의료의 지역 격차 없는 포용국가 실현

핵심목표                    핵심지표              2016년      2025년
필수중증의료            치료 가능 사망률 격차
국가 책임 강화           (10만명 당, 시도)      1.31배(15년)  1.15배

산모·어린이·장애인       모성사망비(10만명 당)     8.4명       6.7명
의료서비스 확대         신생아 사망률 격차
                        (천명 당, 시도)           4배         2배
지역공동체 기반의       장애인 미충족의료율    17.2%(17년)    13%
건강관리 체계 강화       퇴원환자 재입원비 격차
                     (실제 재입원 / 계획 재입원, 시도)  1.24배     1.12배

4대 분야                           12대 과제

1. 지역격차 해소를      ① 공공보건의료 강화를 위한 책임의료기관 지정
   위한 공공보건의료    ② 권역-지역-기초 간 공공보건의료 협력체계 구축
   책임성 강화          ③ 지역공동체 기반 지속적·예방적 건강관리 확대

2. 필수의료 전 국민     ① 응급·외상·심뇌혈관 등 필수중증의료 강화
   보장 강화            ② 산모·어린이·장애인·재활환자 의료서비스 확대
                       ③ 감염병, 공중보건위기 대응 등 안전체계 구축

3. 공공보건의료 인력    ① 공공의료 핵심인력 양성을 위한 국립공공의대 설립
   양성 및 역량 제고   ② 필수 공공보건의료 인력 양성 및 관리
                       ③ 공공보건의료기관 역량 제고

4. 공공보건의료        ① 지방정부 역할 및 책임 확대
   거버넌스 구축      ② 중앙정부 내 수평적 거버넌스 구축
                      ③ 중앙정부의 조정 및 지원기능 강화
```

출처: "필수의료의 지역 격차 없는 포용국가 실현을 위한 공공보건의료 발전 종합대책," 보건복지부, 2018, 공공보건의료 발전 종합대책. p. 7.

(4) 제2차 공공보건의료 기본계획(2021~2025)

2021년 6월에 발표된 제2차 공공보건의료 기본계획(2021~2025)은 '모든 국민 필수보건의료 보장으로 포용적 건강사회 실현'이라는 비전하에 ① 필수의료 제공 체계 확충, ② 공공보건의료 역량 강화, ③ 공공보건의료 제도 기반 강화라는 3대 분야에 관한 11개 추진 과제를 제시하였다(보건복지부, 2021).

[그림 3-5] 제2차 공공보건의료 기본계획(2021~2025) 개요

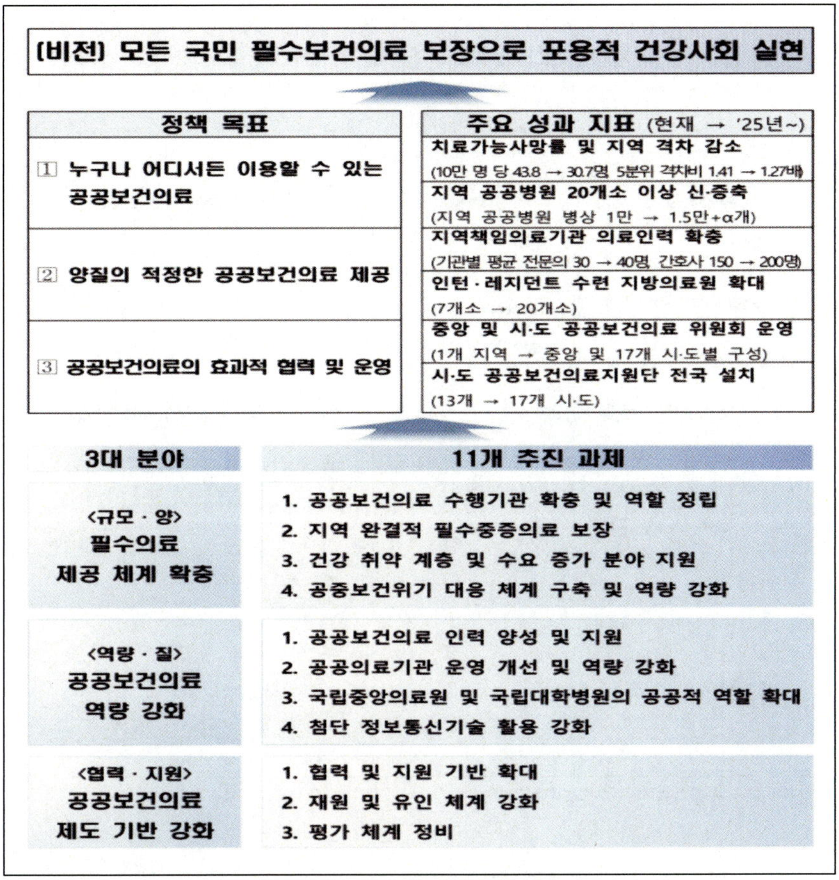

```
(비전) 모든 국민 필수보건의료 보장으로 포용적 건강사회 실현

정책 목표                          주요 성과 지표 (현재 → '25년~)
① 누구나 어디서든 이용할 수 있는    치료가능사망률 및 지역 격차 감소
   공공보건의료                    (10만 명 당 43.8 → 30.7명 5분위 격차비 1.41 → 1.27배)
                                  지역 공공병원 20개소 이상 신·증축
② 양질의 적정한 공공보건의료 제공   (지역 공공병원 병상 1만 → 1.5만+α개)
                                  지역책임의료기관 의료인력 확충
                                  (기관별 평균 전문의 30 → 40명, 간호사 150 → 200명)
                                  인턴·레지던트 수련 지방의료원 확대
③ 공공보건의료의 효과적 협력 및 운영 (7개소 → 20개소)
                                  중앙 및 시·도 공공보건의료 위원회 운영
                                  (1개 지역 → 중앙 및 17개 시·도별 구성)
                                  시·도 공공보건의료지원단 전국 설치
                                  (13개 → 17개 시·도)

3대 분야                11개 추진 과제
<규모·양>               1. 공공보건의료 수행기관 확충 및 역할 정립
필수의료                2. 지역 완결적 필수중증의료 보장
제공 체계 확충          3. 건강 취약 계층 및 수요 증가 분야 지원
                        4. 공중보건위기 대응 체계 구축 및 역량 강화

<역량·질>               1. 공공보건의료 인력 양성 및 지원
공공보건의료            2. 공공의료기관 운영 개선 및 역량 강화
역량 강화               3. 국립중앙의료원 및 국립대학병원의 공공적 역할 확대
                        4. 첨단 정보통신기술 활용 강화

<협력·지원>             1. 협력 및 지원 기반 확대
공공보건의료            2. 재원 및 유인 체계 강화
제도 기반 강화          3. 평가 체계 정비
```

출처: "제2차 공공보건의료 기본계획 (2021~2025)," 보건복지부, 2021, p. 10.

라. 지역의료 강화 대책

2019년 11월에 발표된 지역의료 강화 대책은 '어디서나 안심하고 이용하는 필수의료서비스'의 비전하에 필수의료 분야 건강 격차 완화를 핵심 목표로 설정하고 ① 지역의료 자원 육성, ② 지역의료 협력 활성화의 2가지 정책 목표 및 7가지 추진 과제를 제시하였다(보건복지부, 2019a).

[그림 3-6] 믿고 이용할 수 있는 지역의료 강화 대책 추진체계

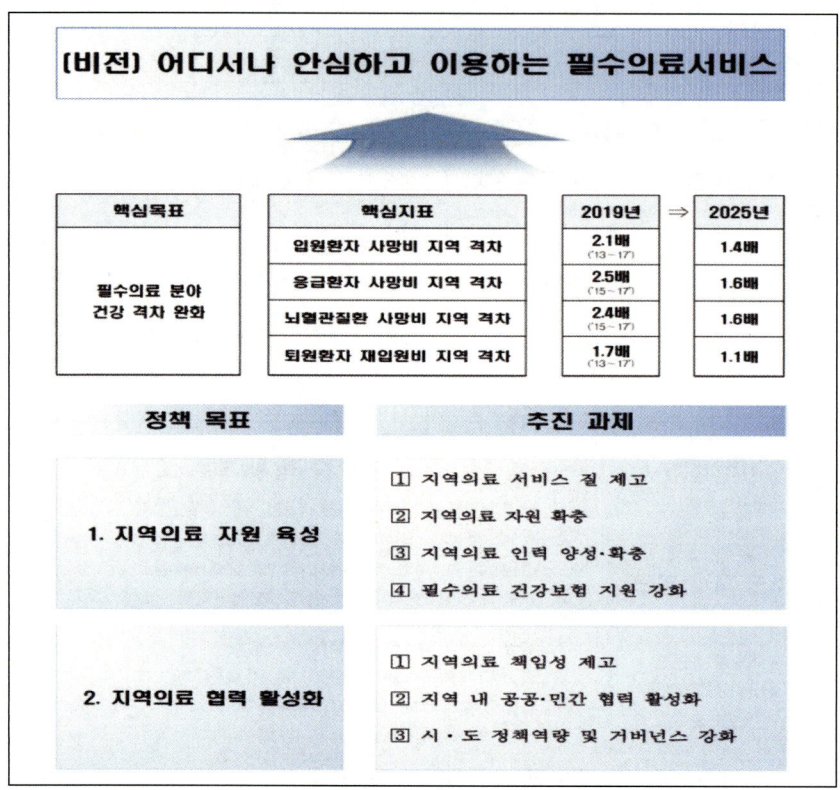

출처: "믿고 이용할 수 있는 지역의료 강화대책," 보건복지부, 2019, p. 8.

마. 현 정부 필수의료 관련 주요 대책

1) 필수의료 지원대책(2023.1)

2023년 1월에 발표된 필수의료 지원대책은 '국민의 생명을 살리는 필수의료 보장'이라는 비전하에 '전 국민이 언제 어디서든 골든 타임 내 중증·응급, 분만, 소아 진료를 제공받는 체계 구축'을 목표로 ① 지역 완결적 필수의료 제공, ② 필수의료 지원을 위한 공공정책수가 도입, ③ 충분

한 의료인력 확보라는 세 가지 추진 방향과 10대 주요 과제를 제시하였다(보건복지부, 2023b).

〈표 3-8〉 필수의료 지원대책의 10대 주요 과제

연번	과제명
1	최종 치료를 책임지는 응급의료체계 개편 및 확충
2	주요 응급질환 신속 대응을 위한 병원 간 순환 당직제 도입
3	전문치료 중심으로 심뇌혈관질환 진료체계 개편
4	중증 및 소아진료 강화를 위한 상급종합병원 지정·평가 기준 강화
5	위험도·중증도에 따른 산모·신생아 진료체계 개편
6	중증·응급부터 일차진료까지 책임지는 소아 진료 기반 확충
7	건강보험 수가체계 한계를 보완하는 공공정책수가 도입
8	전공의 배치 기준 개편 및 병상 관리 대책 마련
9	필수의료 강화를 위한 의료인력 양성
10	안전한 진료환경 조성을 위한 불가항력 의료사고 국가 책임 강화

출처: "필수의료 지원대책," 보건복지부, 2023b, 필수의료 지원대책, p.28.

2) 필수의료 혁신 전략(2023.10)

2023년 10월에 발표된 생명과 지역을 살리는 필수의료 혁신 전략은 '언제 어디서나 공백없는 필수의료 보장'이라는 비전하에 '거점 중심 전달체계 정상화로 수도권 쏠림-지역의료 약화 악순환 탈피', '획기적 지역·필수 의료인력 양성·공급 확대', '지역·필수의료 혁신 추진 기반 강화'를 주요 추진 방향으로 설정하고, ① 필수의료 전달체계 정상화, ② 충분한 의료인력 확보, ③ 추진 기반 강화라는 3가지 핵심 과제와 8가지 세부 과제를 제시하였다(보건복지부, 2023c).

<표 3-9> 필수의료 혁신 전략의 핵심 과제와 세부 과제

핵심 과제	세부 과제
필수의료 전달체계 정상화	- 국립대 병원 등 필수의료 중추 육성 - 지역 내 필수의료 협력 네트워크 강화 - 넥스트 팬데믹 대응체계 확립
충분한 의료인력 확보	- 인력 확충 기반 강화 - 지역·필수의료 인력 유입 촉진
추진 기반 강화	- 국가지원체계 강화 - 국가중앙의료 네트워크 - 국립대병원 소관 변경

출처: "생명과 지역을 살리는 필수의료혁신 전략," 보건복지부, 2023c, p. 7.

3) 필수의료 정책 패키지(2024.2)

2024년 2월에 발표된 필수의료 정책 패키지는 의료 현장의 핵심적 기피 요인을 해소하여 필수의료 붕괴 위기를 극복하기 위해 ① 의료인력 확충, ② 지역의료 강화, ③ 의료사고 안전망 구축, ④ 보상체계 공정성 제고라는 4개의 정책 패키지를 핵심 과제로 설정하였다(보건복지부, 2024a).

첫 번째 과제인 의료인력 확충은 의사 수 확충, 교육·수련 혁신, 전문의 중심 병원 전환을 통해 사회 전반의 의사 수요를 충족시키고 좋은 일자리를 확대하는 것을 목표로 했으며, 두 번째 과제인 지역의료 강화는 상급종합병원, 2차 병원, 전문병원, 의원 등 의료기관 종별 역할 정립 및 네트워크 강화, 기능·수요 중심 의료기관 구조 전환 등 지역 완결 의료 전달체계를 갖추고, 우수 인력의 확보와 투자 확대, 수도권 유출 최소화 등 지역의료를 육성하는 것을 목표로 하였다(보건복지부, 2024a, p. 3, pp 4-12). 세 번째 과제인 의료사고 안전망 구축은 필수의료 업무상 과실치사상죄 감면 등 의료인 형사처벌 부담은 완화하고, 피해자에게는 충분한 소통과 배상을 전제로 한 의료사고 특례법 체계 도입을 추진하는 것이다. 네 번째 과제는 보상체계 공정성 제고로 필수의료 친화 공정 지불·보상체계를 개편하고, 비급여·미용의료 등 보상체계 왜곡을 유발하는 의료에 대한 관리체계를 확립하는 것을 목표로 하였다(보건복지부, 2024a, p. 3, pp. 13-18).

〈표 3-10〉 필수의료 정책 패키지 개요

핵심 과제	세부 과제
의료인력 확충	- (인력 양성 혁신) 의사인력 수급 개선, 교육·수련 혁신, 수련환경 개선 - (인력 운영 혁신) 전문의 중심 병원 전환, 공유형 인력 운영, 업무 범위 개선, 면허관리 선진화
지역의료 강화 (지역 완결 의료전달체계)	- (기능·수요 중심 전달체계 정립) 종별 의료기관 역할 명확화 및 기능 정립, 필수의료 네트워크 강화, 일차, 회복기, 의료-돌봄 등 전달체계 확충, 병원 대상 평가·규제 혁신 - (안정적 지역 인력 확보) 지역인재 전형, 지역 교육·수련, 지역 필수의사제 - (지역의료 투자 확대) 지역수가 도입·확대, 지역의료발전기금 신설 등 재정투자 확대 - (수도권 병상 관리) 상급종합병원 수도권 분원 설치 관리체계 강화, 병상 적정 관리 노력과 각종 지정·평가, 재정지원, 인력 배정(전공의 등) 연계
의료사고 안전망 구축	- (의료인) 형사처벌 특례법 체계 도입, 불가항력 의료사고 보상 강화 - (피해자 권리구제체계 확립) 실효적 보상체계 마련, 소송 전 의료인-피해자 간 소통·합의 제도 강화 - (응급실 안전 관리 강화) 응급실 환자·의료진 안전관리 보상 강화, 응급실 위험 요소 차단 대책 마련
보상체계 공정성 제고	- (공정하고 충분한 필수의료 보상) 필수의료 보상 집중 인상, 보완형 공공정책수가 도입, 중증·필수 인프라 유지 보상 및 협력 네트워크 보상 등 지불제도 다변화 - (비급여 관리체계 확립) 혼합진료 금지, 비급여 관리 강화 및 정보공개 확대, 비급여 퇴출 기전 마련, 실손보험 개선, 미용 의료 개선

출처: "필수의료 정책 패키지," 보건복지부, 2024a, pp. 4-18.

4) 의료개혁 1차 실행 방안(2024.8)

2024년 8월에 발표된 의료개혁 1차 실행 방안은 필수·지역의료 위기를 극복하고, 초고령사회 의료수요 급증 등에 대비하기 위해 시급히 해결해야 할 당면 과제의 해결책을 마련하고 향후 추진될 개혁의 기틀을 다지기 위해 ① 역량 있는 의료인력 확충, ② 혁신적 의료 공급·이용체계 및 지역의료 재건, ③ 필수의료 강화를 위한 충분하고 공정한 보상체계 확립, ④ 환자-의료진 모두의 의료사고 안전망 구축이라는 4가지 우선 과제를 중심으로 구체적인 실행 방안을 제시하였다(보건복지부, 2024b). 이와 함께 후속 논의로 공유·협력적 필요한 인력 운영체계 혁신, 일차의료 혁신, 비급여 관리 강화 및 실손보험 구조 개혁, 초고령사회를 대비한 회복기·재활, 재택 등을 포함한 의료전달체계 확충에 대한 검토 방향도 함께 제시하였다(보건복지부, 2024b, p. 4).

〈표 3-11〉 의료개혁 1차 실행 방안 개요

우선 과제	실행 방안
역량 있는 의료인력 확충	❶ (수급) 3~5년 주기 보건의료인력 수급 추계 시스템 구축 및 인력양성정책 연계 ❷ (양성) 국가 핵심 인재인 전문의 양성에 대한 국가 책임 강화 - 지도전문의 밀착지도, 다기관 협력 수련, 인턴제 개편 등 통해 기본 진료 역량 강화 - 수련시간 단축 및 수련 집중(연속: 36→24시간) - 전공의 종합계획 수립 및 실태조사 ❸ (배치) 지역 수련병원 상향 평준화 및 지원 확대, 비수도권 전공의 배정 비중 확대 ❹ (운영) 임상수련 강화 연계 독립진료 質 확보 지원 방안 마련, 공유형 인력 운영 선도모델 도입·확산, 협업 강화를 위한 직역 간 합리적 업무 범위 설정
혁신적 의료 공급·이용 체계 및 지역의료 재건	❶ (공급) 상급종합병원 구조 전환을 시작으로 기능 중심 의료 공급체계 재건 - 상급종합병원 구조전환(2024.9~), 2차 병원 육성 및 일차의료 혁신 시범사업(2025~) - 종별가산 폐지, 평가체계 재정비 → 기능 및 성과 중심 보상 강화(2025~) ❷ (지역) 인프라-인력-법-재정에 이르는 '한국형 지역의료 혁신 전략' 단계적 시행(2025~)

우선 과제	실행 방안
	- 권역 거점병원을 서울 주요 병원 수준 육성, 지역의료 혁신 시범사업 (2024.下), 계약형 필수의사제 시행(2025.上), '지역의료발전기금' 신설 및 지역의료 지원법 제정 ❸ (이용) 환자-의료인 간 정보 비대칭 해소 및 비용 구조 재설계 - 환자 중심 정보제공 혁신(의료법 개정, 2025), 의료 접근성 확대, 비용 구조 재설계(건보 본인부담 단계적 인상 + 실손 구조 개혁 병행)
필수의료 강화를 위한 충분하고 공정한 보상체계 확립	❶ (수가 혁신) 저수가 구조 완전 퇴출 → 균형적 적정 수가로 전면 전환 - 중증수술 등 저보상 영역 1천여 개 우선 인상(2024.下~2025.上, 5천억 원), 저보상 영역 전체 인상 등 소 수가 조정안 마련(2025) 및 이행 (2026~2027) ❷ (선택·집중) 안전정책(난이도·위험도), 전문진료(숙련도), 응급진료 대기, 지역 등 4대 공공정책수가 체계적 도입·확대(2024.下~) ❸ (가치 투자) 환자 건강, 의료 質 등 가치에 투자하는 대안적 지불제도 비중 확대(진료비 11%, 2025~), 지역의료 혁신 시범사업 본격 실시(2024.下) ❹ (비급여) 총진료비 등 공개 확대, 표준코드·명칭, 평균 가격 공시 등 투명성 제고, 비중증 과잉 비급여 병행진료 급여제한·관리, 미용의료 기준·자격 정비 ❺ (실손보험) 건강보험 본인부담 적정 보장, 보건당국 실손 개선 사전협의제 신설, 비급여 항목 심사 강화, 양자(가입자-보험사) → 3자(의료기관 포함) 구조 전환
환자-의료진 모두의 의료사고 안전망 구축	❶ (소통·신뢰) 의료사고 설명 법제화 등 환자-의료진 소통 활성화 ❷ (감정·조정) 환자와 의료인 모두가 신뢰하도록 '의료분쟁 조정제' 전면 혁신 - (공정성) 환자 대변인 신설을 통한 환자 조력 강화 + 非의료 감정위원 역할 확립 - (전문성) 의료감정 강화 및 위원 풀 확대(300→1,000명), 감정교육 및 인증 신설, 감정 DB 구축 - (투명성) 옴부즈만 제도 신설, 감정 등 불복절차 신설, 조정 협의 절차 확대, 배상액 기준 표준화 ❸ (민사) 의료사고 배상 책임·종합보험 상품 개선 및 공제 도입 + 필수진료과 전공의·전문의 대상 보험료 국가지원, 불가항력 분만 사고 보상 현실화 (3천만 원 → 최대 3억 원) ❹ (형사) 의료분쟁조정제도-수사 간 정보공유 등 연계로 불필요한 대면 소환 조사 최소화 ▲필수의료 분야 형사 특례 법제화 검토

출처: "의료개혁 1차 실행방안," 보건복지부, 2024b, p. 5, 17, 34, 46.

제2절 필수·공공의료 정책에 대한 기존 논의

1. 공공보건의료 정책에 대한 논의

앞에서 살펴본 대로 공공의료 및 공공보건의료는 다차원적인 요소를 포함하는 공공성에 대한 개념에 기반하고 있으며, 정치적·사회 문화적·이념적 가치 및 맥락에 따라 이해되고 적용되어야 한다. 그러므로 우리나라의 공공보건의료 정책을 살펴보기 위해서는 한국 사회의 역사적, 정치적·사회 문화적·이념적 가치 및 맥락이 함께 고려되어야 한다. 이에, 우리나라에서 '보건의료정책'이 아닌 '공공보건의료'라는 용어가 정책적으로 대두된 배경을 살펴보고, 이러한 맥락에서 의료의 공공성과 공공보건의료에 대한 논의와 2000년대 이후 공공보건의료 정책에 대한 논의들을 살펴보았다.

가. 공공보건의료 강화 논의 대두 배경

다른 나라에서 사용하는 용어를 찾기 힘든 '공공보건의료'라는 용어가 우리나라에서 오래전부터 당연하게 정책 용어로서 자리 잡게 된 주요한 배경으로는 민간의료기관의 확대로 인해 발생한 여러 문제, 예를 들어 시장실패 영역 발생, 보건의료 자원의 지역 격차 같은 문제에 대한 대응을 공적 영역을 통해 시도하게 된 것을 들 수 있다. 이러한 관점은 김용익(2002)의 우리나라 보건의료 문제 발생 기전 개념도를 살펴보면 명확하게 알 수 있는데, 이는 2002년 당시 보건의료 자원의 개발과 조직의 90%가 민간 투자에 의한 것이었기에 우리나라 보건의료가 당면한 문제를 해결하기 위해서는 공적인 부문의 개입이 필요하다는 것을 보여준다.

[그림 3-7] 우리나라 보건의료 문제 발생 개념도

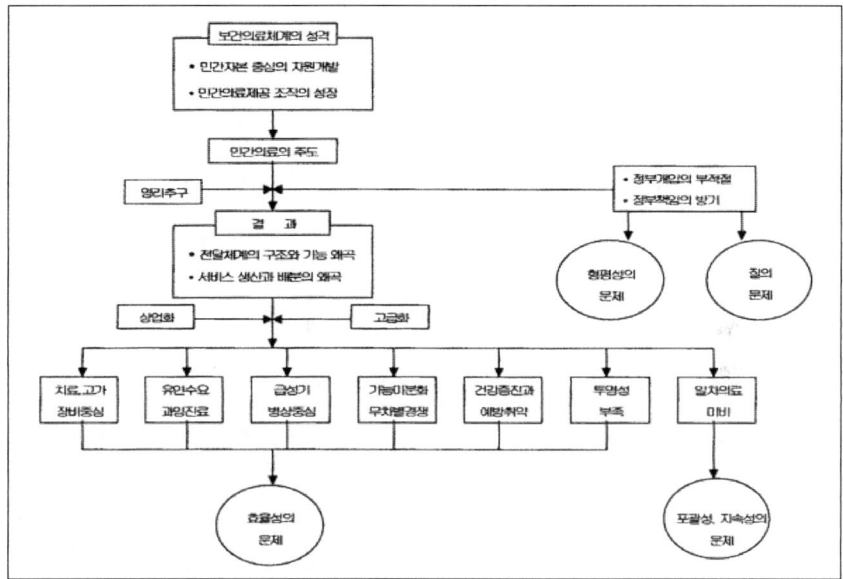

출처: "보건의료시장개방에 대비한 보건의료체계 공공성 강화방안 연구," 김용익, 2002.

공공보건의료 강화 또는 공공보건의료 정책 논의의 시작은 민간 영역의 확대로 인한 문제를 해결하기 위함이었음을 알 수 있는데, 그렇다면 민간 영역이 급속도로 확대된 이유는 무엇인지를 살펴볼 필요가 있다. 이에, 우리나라의 보건의료체계 발전 과정에서 민간 영역이 급속도로 확대된 이유와 문제점을 살펴보고자 한다.

우리나라는 1945년 해방 직후 미군정 시기를 거치면서 의료를 민간이 주도하고 국가의 역할은 최소한으로 하는 미국식 보건의료체계를 도입하게 되었는데, 이는 의료서비스의 공급이 민간의료기관 중심으로 이루어지고 국가의 역할이 보건소를 중심으로 하는 예방보건사업 및 공중보건 업무로 한정되는 결정적 계기로 작용하게 되었다(문옥륜, 2000, 김창엽, 2019, p. 382 재인용; 이규식 등, 2012, p. 34). 대한민국 정부 수립 후에는 재정과 자원이 절대적으로 부족한 상황에서 공공 영역뿐 아니라 민간 영역에서도 보건의료에 투자가 거의 이루어지지 않았다(김창엽, 2019, p. 383; 이규식 등, 2012, p. 21).

1961년을 기점으로 보건의료 법체계가 정비되기 시작하였으나 당시의 최우선 과제는 경제개발이었기 때문에 보건의료에 대한 투자는 우선순위에서 밀릴 수밖에 없었다(문옥륜, 2000, 김용익, 2002, p. 21 재인용; 이규식, 2012, p. 5). 1960년대에 민간의료기관이 점진적으로 성장하였지만 1960년대 말까지는 일제 강점기에 건립되어 시립, 도립병원으로 운영되었던 공공병원이 의료체계에서 차지하는 비중이 컸다(김창엽, 2019, p. 383). 즉, 민간의료기관보다 공공의료기관의 역할이 중요한 시기였다.

1970년대 이후 사립 재단 병원, 개인 소유 병원이 크게 증가하기 시작했고 시설이나 인력 면에서 국공립병원보다 우수한 사립병원들이 등장하기 시작하였다(조병희, 1990, 김용익, 2002, p. 21 재인용). 이 시기의 주요한 특징 중 하나는 입원의료서비스에 대한 유효수요 부족이었는데, 국민 대다수가 가난하였고 건강보장제도가 없는 상황에서 병원, 즉 입원의료서비스를 이용할 경제적 여유가 있는 사람이 많지 않았기 때문이었다(김용익, 2002, p. 21). 1977년 500인 이상 사업장 근로자를 대상으로 직장 의료보험이 시작되었으며 1988년에는 농어민, 1989년에는 도시 자영업자로 대상자를 확대하여 전 국민 의료보험을 달성하게 되었다. 의료보험 확대에 따라 의료서비스에 대한 수요가 증가할 것을 고려하여 정부는 의료시설을 확충하는 것에 집중하였는데 주로 외국 차관과 금융 지원을 통한 민간의료기관의 건립을 통해 이루어졌다(김창엽, 2019, pp. 389-390).

이러한 민간 주도의 의료 공급의 확장으로 인해 점차 시장실패가 드러나게 되었다. 즉 민간의료기관은 의료보험의 저수가로 감소된 수익을 특진 또는 고가의 의료장비 등에 의존하여 이윤을 추구하였으며 이러한 행태를 정부가 더 이상 통제할 수 없게 되었다. 이에 따라 1990년대 초반을 지나며 이러한 보건의료에 내재한 문제를 해결하기 위해 정부 개입 강화론과 시장 강화론의 논쟁으로 대표되는 사회적 논쟁이 이어졌다. 이후 정부는 공공보건의료 확대를 위한 노력을 지속적으로 하였으나 민간 영역이 확대되는 속도를 따라잡을 수 없었고 의료 자원의 지역 격차 문제도 더욱 심화되었다. 한편, 의료보장성 확대 정책은 꾸준히 추진되어 경제적 접근성은 향상되었지만 그와 동시에 비급여 시장 또한 확대되어 국민 의료비는 꾸준히 상승하였다. 이렇듯 우리나라 보건의료체계의 역사적 발전 과정은 민간 의료 영역의 확대 과정이라고도 볼 수 있으며 이는 건강보험이 통합되면서 더욱 가속화되었다. 그 과정 속에서 진료권 제도 폐지, 병상 규제 제도 폐지 등이 이어지면서 이용자와 보건의료 자원의 수도권 쏠림 현상은 심화되었고 현재까지 이어지고 있다.

결국 우리나라에서 '공공보건의료'라는 개념과 관련 정책이 자리 잡게 된 것은 민간 확대로 인해 시장실패 영역이 계속 발생하고, 의료 자원 분배의 문제가 발생함으로써 이를 해결하기 위해 공적 영역이 개입을 할 수밖에 없는 상황에서 이루어진 것이라고 볼 수 있을 것이다.

나. 2000년대 이후 공공보건의료 정책에 대한 논의

2000년에 「공공보건의료에 관한 법률」이 제정된 후 공공보건의료 정책이 본격적으로 추진되었고, 정책에 대한 논의가 활발히 이루어졌다. 2000년대 초반 공공보건의료 정책은 공공의료기관 확대에 초점이 맞춰져 있었으며, 공공의료기관의 시설 및 장비에 대한 투자를 중심으로 이루어졌다. 그러나 이러한 투자만으로는 민간의료기관의 확대 속도를 따라

잡을 수 없었는데, 시설 또는 장비에 대한 투자만으로는 민간의료기관에 대응할 수 없었을 뿐 아니라 충분한 재정적 투자가 이루어지지 못한 것에서 그 이유를 찾을 수 있다.

2010년 이후 정부는 더 이상 공공의료기관만으로 보건의료 문제를 해결하기 어렵다고 판단하여 「공공보건의료에 관한 법률」을 전면 개정하였다. 공공보건의료를 공공보건의료기관이 수행하는 것으로 명시한 기존의 규정을 '기능'에 초점을 맞춘 규정으로 개정하면서 민간 영역에서 정부의 지원을 받아 '공공보건의료'의 기능 및 역할을 수행할 수 있도록 하였다. 이에 대해 민간의 공공성 강화를 추진할 수 있는 근거가 마련되었다고 긍정적으로 평가하는 의견도 있으나, 반면에 공공의료기관의 양적 확대를 추진할 동력을 감소시키는 계기가 되었다고 부정적으로 평가하는 의견도 있다.

「공공보건의료에 관한 법률」 전면 개정 이후, 우려의 목소리가 있었으나 민간의료기관에 공적 자금을 투자하여 정부지원센터로 지정하여 운영하게 하는 등 여러 공공의료정책을 추진하였다. 그러나 문제 상황은 해소되지 않은 채 계속 이어졌고, 특정 영역은 심화되기도 하여, 2010년 후반에 정부는 거점 공공의료기관 중심의 공공의료 강화 정책을 추진하기 시작했다.

이렇듯 2000년 이후에 꾸준히 공공보건의료 강화 정책을 추진하였으나 그 실효성과 성과에 대한 평가는 대체로 부정적이다. 그 이유로 많이 언급되고 있는 것은 적극적인 재정 투자가 이뤄지지 않은 것, 보건 부분에서 공공보건의료가 보건의료 정책의 우선순위로 대두되지 못한 것, 공공보건의료 담당 부서와 타 부서 간 분절적인 정책 수행 등이 있다. 즉, 그동안의 대책이나 법정계획이 정부 또는 보건복지부 차원의 계획으로서 진행되었다기보다는 공공의료과의 담당업무 수준으로 추진되었기 때문에 동력을 제대로 발휘할 수 없었다는 것이다.

2. 필수의료 정책에 대한 논의

'필수의료'라는 용어가 우리나라에서 처음 등장한 시기는 명확하게 알 수 없으나, 2000년대 초반에 공공보건의료 강화를 논의할 때 등장한 것을 확인할 수 있다. 이 외에도 진료과목, 의약품, 의료 장비를 말할 때 필수 진료과목, 필수 의약품, 필수 의료장비와 같이 '필수'라는 단어가 사용되기도 하였다.

2005년에 보건복지부가 공공보건의료 강화를 위해 발표한 '공공보건의료 확충 종합대책안'에서 필수의료는 '응급, 혈액, 전염병 격리 병상 등 비시장성 필수 보건의료 공급 기반', '비시장성 필수 공공재(응급의료체계, 혈액 공급, 재활서비스) 공급 기반 확충' 등과 같이 시장실패 영역에 대한 공급 확대 정책을 언급할 때 간헐적으로 사용되었다. 이후 2010년대 초반에는 보장성 확대를 위한 비급여의 급여화 논의 시, 급여화 대상을 평가할 때 '필수성'에 대한 논의가 있었으나 이 논의가 의료 전반, 즉 필수의료라는 개념으로까지 확대되지는 않았다.

2015년 메르스 유행 이후 공중보건 위기 대응을 위한 공공보건의료에 대한 논의가 보건의료정책 현장에서 활발하게 이뤄지기 시작했다. 또한 보건의료 자원의 수도권 쏠림, 특정 진료과 기피 현상 등이 심화되면서 공공보건의료 강화 필요성에 대한 관심도 높아졌다. 이러한 상황 속에서 보건복지부는 2016년에 '제1차 공공보건의료기본계획'을 발표하였는데, 5대 추진 전략 중 하나가 '필수의료서비스 확충 및 미래 수요에 선제적 대응'이었다. 이 계획에서 '필수의료'에 대한 명확한 정의는 없으나 감염·재난·응급의료 서비스와 수익성이 낮아 공급이 부족한 영역을 필수의료 범주로 언급하고 있으며, 이러한 기조는 2021년 '제2차 공공보건의료기본계획'에서도 유사하게 나타났다. 즉, 필수의료라는 용어는 2020년 초반까지도 핵심 정책 용어로 사용되기보다는 공공보건의료 정책의 범주 안에서 활용된 용어라고 볼 수 있다.

　이후, '필수의료'라는 용어가 정책 용어로서 본격적으로 등장하기 시작한 것은 2022년 7월 24일, 서울 소재 A 상급종합병원 간호사가 뇌출혈로 사망한 사건 이후라고 볼 수 있다. 이 사건은 A 병원에서 병원 직원인 간호사의 뇌출혈 치료를 위한 개두술을 시행할 의사가 부재중이어서 타 병원으로 이송되었으나 사망한 사건으로, 국가적 관심이 집중되었던 사건이다. 이 사건에 대한 관심이 높았던 이유는 A 병원이 소위 '빅 5 병원' 중 하나인 병원임에도 불구하고 개두술을 시행할 신경외과 의사가 없었다는 사실 때문이었다. 이 사건을 계기로 상급종합병원에 개두술이 가능한 신경외과 교수가 많지 않음이 공론화되면서 정책적으로는 "필수의료 강화"가 본격 논의되기 시작했다. 보건복지부는 이 사건 이후 필수의료 지원 TF를 구성하여 필수의료를 보건의료정책의 우선순위로 두고 다방면으로 해법을 모색하기 시작했다. 그러나 의료계에서는 '필수의료의 정의가 무엇인가?', '정부가 제시하는 필수의료 범주에 해당하지 않으면 비필수의료인가?' 같은 필수의료의 개념과 범위에 대한 논의가 대두되었다. 이러한 논의는 2023년 6월 신현영 의원이 「필수의료법」을 발의하면서 더 심화되었으며 현재도 지속되고 있다. 이렇듯 공공보건의료 정책 범주 안에서 언급되던 '필수의료'는 현 정부 초기에 발생한 A 병원 간호사 사망 사건으로 인해 주요한 정책 용어 및 아젠다로 부상하였으나 아직까지도 사회적 합의가 이뤄지지 않은 정책 용어라고 볼 수 있다. 그러므로 의료 공급자 및 일반 국민을 대상으로 한 충분한 의견수렴 및 소통을 통해 우리나라 상황을 고려한 정책적 측면의 필수의료에 대한 개념 및 범위 설정이 이루어져야 할 것이다.

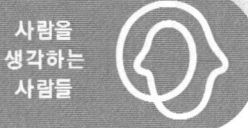

제4장

필수·공공보건의료 정책에 대한 전문가 심층면접조사

제1절 전문가 심층면접조사 개요
제2절 전문가 심층면접조사 결과

제4장 필수·공공보건의료 정책에 대한 전문가 심층면접조사

제1절 전문가 심층면접조사 개요

우리나라 필수의료 및 공공보건의료 관련 정책의 성과와 한계를 파악하기 위해 학계 전문가, 현장 전문가, 정책 전문가 등 16명을 대상으로 심층면접조사를 실시하였다. 전문가 심층면접조사는 일대일 대면 면접조사 또는 일대일 온라인 면접조사 방식으로 2024년 9월 11일부터 2024년 10월 24일까지 진행하였다.

면담조사의 질문 내용은 크게 필수의료와 공공보건의료의 개념 및 범위, 과거 정부별 필수·공공보건의료 정책의 성과와 한계, 현 정부의 필수의료 정책 및 의료개혁 방향의 세 영역으로 구분하였다(〈표 4-1〉).

〈표 4-1〉 전문가 심층면접조사 질문 구성 및 내용

구분	내용
필수의료와 공공보건의료 개념 및 범위	- 필수의료 및 공공보건의료의 정의와 범위에 대한 의견 - 필수의료 및 공공보건의료에 대한 합의된 정의 여부 - 필수의료와 공공보건의료의 관계성 및 차별성 - 필수의료 및 공공보건의료 관련 논란과 논쟁 가능성
과거 정부별 필수·공공보건의료 정책 성과와 한계	- 필수·공공보건의료 관련 법령 종류와 법령에 대한 의견 - 필수·공공보건의료 관련 정부계획의 성과와 한계 - 그간의 주요 보건의료정책의 성과와 한계 - 기타 타부처 정책이 보건의료정책 실행에 미친 영향 등
현 정부 필수의료정책 및 의료 개혁 방향	- 필수의료 개념 및 범위 설정에 대한 의견 - 필수의료 패키지 및 의료개혁의 방향성에 대한 의견

출처: 저자 작성

제2절 전문가 심층면접조사 결과

1. 필수·공공보건의료 개념 및 범위에 대한 전문가 의견

가. 필수의료 개념 및 범위

우리나라의 보건의료정책에서 '필수의료'가 언제부터 정책적 용어로 사용되었는지에 대한 전문가들의 의견은 대체로 비슷하였다. '필수의료'를 정책적 용어로 처음 사용하기 시작한 시점을 특정하기는 어렵지만 본격적으로 사용하게 된 것은 윤석열 정부 출범 이후라는 것에 대해서는 대부분의 전문가들이 일치된 의견을 보였다.

반면에, 필수의료 개념 및 범위에 대한 전문가 의견은 매우 다양하게 나타났는데, 일부 전문가들은 임상적인 측면에 초점을 맞춘 협소한 정의를 제시하였으며, 필수의료는 생명과 직결되고 시장실패 영역이어서 국가나 사회가 책임지고 공급하지 않으면 장애가 남아서 손실이 크게 되는 의료 분야라고 정의하거나, 필수의료는 24시간 365일 제공되어야 하고 정부의 개입이 필요한 의료 영역이라고 정의하는 등 현 정부의 필수의료 대책 및 정책에서 제시한 필수의료의 개념과 일맥상통한 정의를 제시한 전문가도 있었다.

또한, 공적 건강보장제도인 건강보험에서 보장하는 의료서비스 전체가 필수의료에 해당한다는 포괄적인 정의를 제시한 전문가도 있었다. 대부분의 전문가들은 필수의료의 범위는 시대적 상황에 따라 달라지는 정책적 성격을 가지고 있으므로 이론적 또는 학술적인 측면에서의 합의된 개념 및 범위를 정하는 것이 사실상 불가능하다고 하였다.

대다수의 전문가들이 필수의료는 아직까지 이론적 배경과 근거가 부족하고 사회적 합의가 이뤄지지 않은 개념이기 때문에 이를 정책적 용어로 사용하는 것이 갈등을 야기시킬 가능성이 높다는 의견을 제시하였다. 공공보건의료라는 정책 용어 역시 의료계 일부에서는 부정적으로 평가되긴 하지만 필수의료의 경우 공공보건의료보다 이론적, 정책적 근거가 상대적으로 더 미약하기 때문에 이러한 논란의 가능성이 더 높을 것이라는 의견이 많았다.

필수의료를 정책적 용어로 사용함에 따라 '필수 대 비필수'라는 이분법적 구도를 형성하게 되어 필수의료 정책의 대상이 되지 못하는 진료 영역에 해당하는 의사들의 공감을 얻지 못하고, 오히려 정책에 저항할 가능성이 높다는 점을 지적하였다. 또한, 현 정부가 발표한 필수의료 관련 대책 및 정책을 살펴보면 '기피 의료' 영역을 '필수의료'라고 하고 있는데, 이러한 정책 내용과 용어의 불일치로 인해 오해와 혼란을 야기할 가능성이 있다는 전문가 의견도 있었다.

필수의료와 공공보건의료와의 관계성 및 차별성에 관해서, 일부 전문가들은 지금까지 '공공보건의료 정책'이라는 정책 용어로 논의되었던 것들이 현 정부에서 '필수의료 정책'으로 대체되었을 뿐, 새로운 개념이나 새로운 내용이 아니라고 하였다. 반면 필수의료와 공공의료는 각자의 영역이 있으면서 일부 교집합 성격으로 겹치는 부분이 있다는 의견도 있었다.

〈표 4-2〉 필수의료 개념 및 범위에 대한 전문가 의견

구 분		내용
필수의료 용어의 정책적 사용	본격적 사용 시점	- 사회적 관심사로 크게 부각된 시점은 2022년 7월 A 병원 간호사의 사망 사건 이후 - 정책 용어로 본격적으로 사용되기 시작한 것은 윤석열 정부 출범 이후
	정책적 사용의 적합성	- 이론적 배경과 근거가 부족하고 사회적 합의가 이뤄지지 않은 개념 또는 용어는 갈등의 시초가 되는데 '필수의료' 라는 용어가 여기에 해당함. - 현 정부가 발표한 대책 및 정책을 살펴보면 '기피 의료' 영역을 '필수의료'라고 하고 있는데, 이러한 정책 내용과 용어의 불일치로 인해 오해와 혼란을 야기할 가능성 있음. - 현 정부의 정책에서의 필수의료는 '위기 의료'라는 용어와 유사한 의미로 사용되고 있음.
필수의료의 정의 및 범위	정의	- 공적 건강보장제도인 건강보험제도에서 보장하는 의료서비스 전체 - 필수의료는 생명과 직결되고 시장실패 영역이어서 국가나 사회가 책임지고 공급하지 않으면 장애가 남아서 손실이 크게 되는 의료 분야 - 필수의료는 24시간 365일 제공되어야 하고 정부의 개입이 필요한 의료 영역 - 필수의료에 대한 이론적 또는 학술적인 측면에서 합의된 정의를 내리는 것은 사실상 불가능함.
	범위	- 중환자, 신생아, 중증응급, 외상, 분만 등 - 현 정부가 제안하는 특정한 진료과 중심으로 범위를 설정할 수 없음. 또한 특정한 질병으로 범위를 설정하기도 어려움. 하나의 질병, 하나의 증상에 대한 의료 서비스일지라도 증상의 강도, 대상자 상태에 따라 필수인지 아닌지 달라질 수 있기 때문 - 필수의료의 범위는 정책의 우선순위를 고려하여 정해져야 함.
	공공보건의료 와의 관계성 및 차별성	- 공통의 겹치는 영역이 있음(교집합) - 차별성 없음. 공공보건의료가 현 정부에서 필수의료라는 정책 용어로 대체된 것일 뿐임.

출처: 본 연구의 '필수·공공의료 정책에 대한 전문가 심층면접조사'

나. 공공보건의료 개념 및 범위

공공보건의료에 대한 논의는 필수의료에 비해 비교적 오랫동안 이루어져 왔음에도 불구하고 공공보건의료의 개념과 정의에 대해서도 다양한 의견이 존재함을 전문가 심층면접조사를 통해 확인할 수 있었다. 일부 전문가들은 「공공보건의료에 관한 법률」에 제시된 법적인 정의에 따라 공공보건의료를 정의하였고, 다른 전문가들은 건강보험과 일반재정 등 공적 재원이 투입되는 영역을 공공보건의료로 정의하기도 하였으며, 공공보건의료를 국가의 개입이 필요하거나 정부가 책임을 져야 하는 의료 영역으로 정의한 전문가들도 있었다.

공공보건의료의 범위에 관해서는 시장실패의 영역이기 때문에 공적 개입이 필요한 영역이 공공보건의료의 범위에 해당한다는 것에 대하여 대다수의 전문가가 동의하였다. 다만, 구체적인 범위 및 영역에서는 다양한 의견이 존재하였는데, 우선 대부분의 전문가들은 현재의 의료체계상에서 접근성을 확보하기 어려운 영역인 응급, 분만, 신생아, 중환자 의료를 공공보건의료의 범위로 포함하는 것에 동의하였다. 이와 더불어 일차의료와 돌봄의 영역까지를 공공보건의료 범주로 포함시켜야 한다는 의견도 있었다.

「공공보건의료에 관한 법률」에 제시된 기능 중심의 공공보건의료 정의에 대해서는 대부분의 전문가가 동의하였다. 다만, 공공보건의료 정책의 실질적인 수행은 공공의료기관을 중심으로 이루어져야 하며, 이를 위해 공공의료기관이 확충되어야 한다는 의견이 있었다. 또한 현재 공공의료기관의 양적 질적 수준을 고려하였을 때 공공의료기관만으로는 공공보건의료 정책 수행 및 정책 목적 달성이 불가능하기 때문에 민간의료기관의 공공성을 강화시키고 민간의료기관을 공공보건의료 정책 수행에 적극적으로 참여시키려는 노력을 해야 한다는 의견이 공존하였다.

〈표 4-3〉 공공보건의료 개념 및 범위에 대한 전문가 의견

구 분	내용
정의	- 공적 재원(건강보험, 일반재정)이 투입되는 영역 - 시장실패 영역이기 때문에 국가의 개입이 필요하거나 정부가 책임지고 공급해야 하는 의료 영역
범위	- 중환자, 신생아, 중증응급, 외상, 분만, 감염 및 재활 등 시장실패 영역 - 일차의료, 돌봄 등 지역사회에서 책임져야 할 영역
공공보건의료 정책 수행	- 공공의료기관을 확충하여 공공의료기관 중심으로 공공보건의료 정책을 수행해야 함. - 공공의료기관만으로 문제를 해결하기 어려우므로 민간의료기관의 공공성을 강화시키고 민간의료기관을 공공보건의료 정책 수행에 적극적으로 참여시키려는 노력을 해야 함.

출처: 본 연구의 '필수·공공의료 정책에 대한 전문가 심층면접조사'

2. 국내 필수·공공보건의료 정책에 대한 전문가 의견

가. 필수·공공보건의료 정책 논의 배경

1) 공공보건의료 정책 논의 및 추진 배경

우리나라의 공공보건의료에 대한 정책 논의 및 추진 배경에 관해서는 제3장 제2절에서 살펴본 공공보건의료 정책에 대한 기존 논의들과 유사한 맥락의 의견이 대다수를 차지하였다. 즉, 공공보건의료는 민간의료기관의 확대로 인해 발생한 보건의료와 관련한 문제를 공적 영역을 통해 해결하기 위해 등장한 매우 한국적 맥락의 정책 용어라는 것이다. 전문가들은 민간의료기관이 확대된 이유로 전 국민 건강보험, 건강보험 통합, 진료권 폐지, 병상 총량제 폐지 등을 언급하였고, 이러한 정책 또는 제도로 발생한 의료 시장에서 민간 부문 확대와 의료 자원의 수도권 쏠림, 의료비 증가 등의 문제를 공공보건의료의 확대 또는 강화를 통해 해결하고자 했다고 답하였다.

2) 필수의료 정책 논의 및 추진 배경

'필수의료'라는 정책 용어를 전면에 앞세워 보건의료 정책이 추진된 배경으로는 2022년 A 병원 간호사 사망 사건이 크게 작용했다고 응답하였다. 일부는 이 사건이 중요한 사건이긴 하지만 '필수의료'가 주요한 정책 용어로 자리 잡게 된 것은 정권의 영향도 있다고 답하였다. 정책이라는 것은 정당의 이념, 이해당사자 간 관계 등 정치적인 부분이 크게 작용하기 때문에 정책 용어 또한 이런 맥락에서 살펴볼 필요도 있다고 언급하였다.

나. 이전 정부의 보건의료정책 성과에 대한 평가와 그 이유

필수·공공보건의료 정책의 성과를 평가하기 위해서는 보건의료정책 전반에 대해 함께 살펴봐야 그 맥락을 파악할 수 있으므로 '공공보건의료 정책'이라고 명시된 정책 및 제도에 국한하지 않고 우리나라 보건의료 문제를 해소하기 위해 시행되었던 주요 보건의료정책 전반에 대한 성과 및 한계에 대해 전문가에게 의견을 물어보았다.

1) 보건의료정책 전반

전문가들은 2000년에 제정된 보건의료 분야에 관한 기본법인 「보건의료기본법」에 규정되어 있는 5년 단위의 보건의료발전계획을 한 번도 수립하지 않은 것을 우선적으로 지적하였다. 보건의료발전계획이 수립되지 않고 있는 것에 대한 지적이 꾸준히 있었으나 아직까지도 발표한 계획이 없다는 것은 정부가 책임을 회피한 것으로 평가하였다. 대다수의 전문가들은 국가 보건의료 정책의 큰 그림을 제시하는 상위 법정계획이 수립되지 않은 채로 하위의 개별 법정계획들이 수립되어 온 것이 문제라고 지적하였다.

2) 건강보장정책과 의료전달체계

전문가들은 전 국민 건강보험이 시행된 이후 우리나라 보건의료 정책의 대부분은 건강 보장성 강화에 초점을 맞추어져 계획되고 시행되어 왔다고 평가하였다. 다시 말해 그간의 우리나라 보건의료 정책의 주요한 기조는 건강 보장성 강화를 중심으로 일련의 대책 및 정책을 통해 의료 접근성 향상을 도모한 것으로 볼 수 있다. 하지만 의료전달체계가 확립되지 않은 상황에서 건강 보장성 강화 위주의 정책 추진은 결과적으로 의료 자원과 의료 이용의 수도권 쏠림 및 대형 병원 쏠림 등의 부작용을 야기하였다고 지적하였다.

건강 보장성 강화 정책은 수가 신설 또는 수가 조정을 통한 미시적인 접근을 중심으로 이루어져 왔으며, 거시적인 측면의 지불보상체계에 대한 논의 및 개선은 거의 이루어지지 않았는데, 행위별 수가제하에서 이러한 방식으로는 보건의료 문제를 근본적으로 해결하기 어려웠다고 평가하였다. 한 전문가는 거시적인 측면의 지불보상체계에 대한 논의 및 개선 없이 미시적인 접근 위주로 정책이 추진되어온 것은 의료계의 반발을 피하는 방향으로 정책 수립 및 추진이 이루어졌기 때문이라고 평가하기도 하였다.

의료 자원과 의료 이용의 수도권 쏠림 현상을 방지하고 의료전달체계를 개선하기 위해 본인부담률 조정을 정책 수단으로 활용하였으나 이는 실효성이 없는 정책이라는 것이 일반적인 평가였다. 전 국민 의료보험이 도입되면서 시행했던 진료권 제도가 2000년대 초반 건강보험이 통합되면서 폐지되었는데, 이로 인해 의료 이용자의 지역 간 이동이 자유로워진 상황에서 본인부담률 차등화 등의 정책만으로 문제를 해결하는 것은 쉽지 않다는 의견이 많았다. 그렇다고 해서 의료 이용자의 지역 간 이동이 너무나 당연시되어 있는 현재 상황에서 진료권 제도를 다시 적용하는 것 또한 어려울 것이라는 의견도 있었다.

의료전달체계 개선에 관해서 정부가 여러 정책을 시행해 왔으나 이는 대부분 실효성 없는 정책이었다고 평가하였다. 한 전문가는 일차의료에 대한 패러다임 변화와 기능 재편이 의료전달체계 개선에서 매우 중요함에도 불구하고 일차의료 관련 정책은 보건의료 관련 정책 우선순위에서 밀려나 있었다고 평가하였다.

3) 보건의료 자원 개발 및 관리 정책

보건의료 자원 중 핵심 자원인 인력과 의료기관/병상 관리 정책에 대해서는 대부분의 전문가가 부정적으로 평가하였다. 우선, 인력 관리에 대한 문제로 가장 많이 지적된 것은 의사 인력의 수련 과정에 대한 것이었다. 전문의 수련에 대한 정원에 대해 명목상으로는 국가가 관리하고 있는 것으로 되어 있으나, 실제로는 전문과목별 학회가 주도하고 있는 상황이며, 전공의 정원에 대한 배분이 대형 대학병원에 유리하게 결정되어 왔다고 평가하였다. 또한, 실제 의료 현장에서 필요한 의료 인력에 대한 충분한 고려가 이루어지지 않은 상황에서 전문과목별 학회 또는 수련병원의 요구에 맞춰 수련 과정이 운영되고 있다 보니 실제 의료 현장에 필요한 인력과의 부조화가 일어난 것이라고 평가하였다. 한 전문가는 의료 현장에서 필요한 인력이 대학병원의 교수급 인력인 것은 아닌데 현재 수련 과정은 대학병원의 교수를 양성하는 과정처럼 진행되고 있다고 지적하였다.

병상 관리 관련해서는 정부가 최근 3기 대책까지 총 세 번의 병상 수급 계획을 수립하였으나 이전 두 번의 계획은 실효성이 없었다고 평가하였다. 의료기관 설립 허가의 경우에도 병상 수 과잉의 문제가 지속적으로 지적됨에 따라 관련 법을 개정하여 보건복지부의 검토 및 승인 후 허가를 할 수 있도록 하였는데, 이 시기가 이미 늦은 시점이라고 평가하였다.

4) 재정

재정에 대해서는 공공보건의료에 대한 확대 및 강화 정책을 위한 재정 투입이 적극적이지 않았다는 평가가 있었다. 또한 보건의료 부문의 예산 비중이 점진적으로 증가되어 왔으나 여전히 다른 OECD 국가 등과 같은 주요 선진국과 비교하여 낮은 수준이라고 지적하였다. 반면 건강증진기금, 응급의료기금을 개발한 것에 대해서는 긍정적으로 평가하였으나 그 사용에 대해서는 여러 의견이 존재했다. 특히, 건강증진기금으로 건강보험의 재정을 지원하는 것에 대한 부정적인 의견이 있었다.

5) 행정체계와 거버넌스

부처 간 또는 부서 간 칸막이(silo), 행정공무원의 순환 근무제도, 경직된 행정체계, 정부 내 행정체계의 분절화 등이 이전 정부의 보건의료정책에 장애요인으로 작용했다는 의견이 많았다. 행정공무원의 순환 근무제로 인한 전문성과 책임성 부족 문제가 지적되었고, 당면한 보건의료 문제를 해결하기 위해서는 관련한 여러 부서가 함께 문제를 인식하고 대안을 마련해야 하나 보험 정책, 질병관리 정책, 공공보건의료 정책이 각 부서별로 진행되어 문제를 같이 인식하고 통합적으로 해결하기보다는 분절적으로 이루어지는 것을 한계점으로 지적하였다. 이로 인해 각 부서에서 비슷한 정책을 다르게 실행하는 경우가 발생하기도 하고, 비슷한 정책이 타 부서에서 수행 중임을 전혀 모르는 상황이 종종 발생한다고 지적하였다.

중앙정부-지방정부-정책 실행기관 간 거버넌스에 대한 문제도 언급되었다. 전문가들은 지역 불균형이 심화됨에 따라 지역의 책임이 더욱 강조되고 있으나 지방정부의 권한은 여전히 미비하다는 것을 지적하였으며, 지방정부가 권한을 가지고 지역에 맞는 보건의료정책을 수행하기 위해서는 가용할 수 있는 재원이 필요하다는 의견을 제시하였다.

〈표 4-4〉 과거 정부의 필수·공공보건의료에 대한 전문가 의견

구 분		전문가 의견
보건의료정책 전반		- 「보건의료기본법」에 규정되어 있는 5년 단위의 '보건의료발전계획'을 현재까지 수립하지 않은 것에 대해 공통적으로 지적함. - '보건의료발전계획' 미수립은 정부가 책임을 회피한 것으로 평가.
건강보장정책과 의료전달체계	건강보장 정책	- 우리나라의 (필수·공공)보건의료정책은 대부분 건강 보장성 강화에 초점을 맞춘 정책이었다고 평가함. - 수가 신설 또는 수가 조정, 비급여 행위의 급여화가 주된 정책이었으나, 행위별 수가제하에서 이런 방식으로는 보건의료 문제를 근본적으로 해결하기 어려웠다고 평가함. - 즉, 지불보상체계를 포함한 거시적이고 근본적인 접근은 제대로 이루어지지 않았음.
	의료전달 체계	- 건강보장정책으로 의료 접근성 문제를 해결하고자 하였으나 의료전달체계가 확립되지 않은 상황에서 결과적으로는 의료 자원과 의료 이용의 수도권 쏠림 및 대형 병원 쏠림 현상을 야기하였다고 지적. - 의료전달체계 개선을 위한 정책들을 시행하였으나 그 효과는 미미한 것으로 평가. - 90년대 말부터 2000년대 초반에 폐지한 진료권제도, 수도권 병상 총량제 같은 제도가 없어짐으로 인해 전달체계 왜곡이 심화되었다고 평가.

구 분		전문가 의견
보건의료 자원 개발 및 관리	인력	- 대형 대학병원 중심의 수련제도로 인해 의료 현장에서 필요한 인력보다는 수련병원의 필요와 요구에 따라 수련 과정이 운영됨. - 의료인력 수급 정책은 매우 미비한 것으로 평가. - 지역의 의료인력 불균형을 해소하기 위한 정책으로 취약지 공공의료기관을 대상으로 한 공공 임상교수제 정책이 있으나 제한적인 범위에서 운영 중임.
	의료기관/병상	- 병상 관리 정책은 결과적으로 민간 병상 확대로 이어졌음. - 수도권 병상 총량제 같은 병상 관리 제도를 폐지하면서 수도권의 병상 증가를 억제하지 못하였음.
재정		- 보건의료 부문 예산 비중이 점진적으로 증가하여 왔으나 주요 선진국에 비해 여전히 낮은 수준임. - 공공보건의료 강화를 위한 재정 투입에 대해서는 대체로 충분하지 않았다고 평가. - 반면, 건강증진기금, 응급의료기금을 조성한 것에 대해서는 긍정적으로 평가하였으나 기금의 활용이 목적에 맞지 않게 이루어지고 있다는 의견이 있었음.
행정체계와 거버넌스	행정체계	- 부처 간 또는 부서 간 칸막이(silo)가 효과적인 정책 마련과 수행에 장애요인으로 크게 작용하고 있다고 평가. 　• 당면한 보건의료 문제를 해결하기 위해서 여러 부서가 함께 문제를 인식하고 대안을 마련해야 하나 보험 정책, 질병관리 정책, 공공보건의료 정책이 분절적으로 이뤄짐. 　• 이로 인해 비슷한 정책이 타 부서에서 진행되고 있음을 모르고 중복적인 정책을 진행하는 경우도 있음. - 행정공무원의 순환 근무제도가 공무원의 보건의료정책 전문성을 약화시킨다고 함. - 보건의료전문행정의 역사가 짧고 보건복지부 내 보건의료 전문 공무원을 보건의료정책의 이해당사자로 바라보는 시선 또한 문제임.
	거버넌스	- 지방의료원은 2005년에 보건복지부 소관으로 이전되었으나 국립대 병원은 아직 교육부 소속으로 행정의 이원화. 보건소는 행안부 소관으로 공공보건의료 관련 조직의 소관 부서가 각기 다름을 지적. - 중앙정부-지방정부-정책 실행기관의 거버넌스 문제도 지적. 주로 지방정부가 법적 책임 대비 권한 부족으로 지역사회 문제 역량이 충분하지 못함을 지적.

출처: 본 연구의 '필수·공공의료 정책에 대한 전문가 심층면접조사'

다. 현 정부의 필수의료정책에 대한 의견

현 정부의 정책에 대해서는 필수의료 대책·정책으로 명시된 대책·정책을 중심으로 질문하였다. 대부분의 전문가들이 '필수의료'라는 정책 용어에 대한 부정적 의견을 제시하였는데, 이 용어는 정책 현장의 혼란을 야기할 가능성이 높다는 점을 지적하였다.

필수의료 정책 패키지와 의료개혁 실행 방안에 대해서는 긍정적 의견과 부정적 의견이 공존하였다. 일부 전문가들은 현 정부가 문제 해결을 위해 단기간에 대규모의 재정을 투입하는 것과 정책을 추진력 있게 밀고 나가는 것을 긍정적으로 평가하였다. 반면 부정적인 의견은 다양하게 나타났다. 먼저, 현재의 보건의료 문제의 발생 원인에 대해서는 대체적으로 정부가 잘 파악하고 있으나 그 해결 방식은 '개혁' 수준이 아니라는 의견이 있었다. 즉, 대규모의 재정적 투자를 계획 및 추진하고 있음에도 불구하고 필수의료 정책 패키지 및 의료개혁 실행 방안의 주요 내용이 기존의 정책들과 큰 차별성이 없으며 수가 신설 또는 수가 조정이라는 미시적인 조정을 통한 문제 해결 시도라는 점을 지적하였으며, 이러한 시도는 성공하기 어렵다는 의견을 제시하였다. 즉, 수가 신설 및 조정과 같은 미시적인 방안과 더불어 지불보상체계 및 의료전달체계를 아우르는 거시적인 개혁 방안이 함께 고려되어야 한다는 것이다. 다른 전문가는 현 정부의 필수의료 관련 정책의 문제 해결 방향은 적절하지만 충분한 준비 과정 없이 추진되고 있다고 지적하였다. 예를 들어, 중증 질환·전문의 중심 상급종합병원 구조 전환의 경우에도 단순히 재정을 투입한다고 해서 해결될 문제가 아니라는 것을 지적하면서, 상급종합병원뿐 아니라 종합병원, 병원, 의원 관리 정책, 즉 의료전달체계 전반에 대한 접근이 필요하다는 의견을 제시하였다. 또한, 정책 수립 및 추진 과정에서 이해당사자인 의료 공급자와의 충분한 논의와 합의 과정이 이루어지지 않고 있으며, 정책 수립 및 추진 과정에서 일반 국민을 설득하고 사회적 공감대를 형성하려는 노력이 부족하였다는 의견이 있었다.

〈표 4-5〉 현 정부의 보건의료정책에 대한 전문가 의견

구 분		내용
긍정적 의견	정책 의지	- 의료개혁 의지와 정책 추진력에 대해서는 긍정적으로 평가함.
	재정 투입	- 이전 정부에서 보지 못한 대규모의 재정 투입에 대해 긍정적으로 평가하나 지속가능성에 대해서는 의문임. 긴 기간 재정 투입이 지속되지 못한다면 효과가 크지 않을 것임.
부정적 의견	정책 용어	- 필수의료를 정책 용어로 내세운 것은 오히려 갈등을 야기할 것임. - 무엇이 필수의료인가에 대한 논의가 지리멸렬하게 이어질 가능성이 높음.
	문제의식	- 현재 드러난 보건의료의 문제가 어디서 비롯된 것인지, 근본적인 원인이 무엇인지에 대한 고민이 미흡하며, 이로 인해 다소 표면적인 접근 방식으로 정책이 수행되고 있음.
	정책 내용	- '필수의료 패키지'면 통합적인 패키지로 정책이 마련되고 실행되어야 하는데 여전히 개별적인 정책으로 진행되고 있음. - 필수의료 분야에 대한 수가 가산은 필요하지만 무엇이 필수의료인가에 대한 사회적 합의가 필요함.
	리더십	- 이해당사자들과의 충분한 논의와 합의 과정이 이뤄지고 있지 않음. - 국민의 공감대 형성에 대해서도 의문임.

출처: 본 연구의 '필수·공공의료 정책에 대한 전문가 심층면접조사'

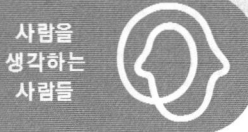

KOREA INSTITUTE FOR HEALTH AND SOCIAL AFFAIRS

제5장

필수·공공의료에 대한 수요자 설문조사

제1절 조사 개요
제2절 주요 조사 결과

제5장 필수·공공의료에 대한 수요자 설문조사

제1절 조사 개요

필수의료 및 공공의료와 관련한 수요자들의 인식을 파악하기 위해 전국의 만 19세 이상 74세 이하의 성인 남녀를 대상으로 '필수·공공의료에 대한 수요자 설문조사'를 진행하였다. 결과의 대표성 확보를 위해 성별·연령별·지역별로 비례할당하여 1,005명을 추출한 다음, 구조화된 설문으로 2024년 10월 17일부터 24일까지 온라인 조사를 실시하였다.

'필수·공공의료에 대한 수요자 설문조사'의 주요 내용은 ① 건강에 대한 책임 주체, ② 필수의료에 대한 인식 및 견해, ③ 우리나라 보건의료체계에 대한 인식, ④ 공공보건의료기관에 대한 인식, ⑤ 조사 대상자의 인구사회 경제적 특성 및 주관적 건강 상태의 5가지 영역으로 구성하였다.

〈표 5-1〉 조사 개요

구분	주요 내용
조사 대상	• 전국의 19~74세 남녀 1,005명
조사 방법	• 구조화된 설문지를 이용한 온라인 조사
주요 조사 내용	• 건강에 대한 책임 주체 - 건강에 대한 국가 책임에 관한 견해 및 경험 - 건강에 대한 책임 주체에 관한 견해 • 필수의료에 대한 인식 및 견해 - 필수의료의 개념 및 범위에 대한 인식 - 국가가 책임지고 제공해야 할 필수의료 분야에 대한 견해 - 필수의료 국가 책임 강화에 대한 견해 • 우리나라 보건의료체계에 대한 인식 • 공공보건의료기관에 대한 인식 - 국립대학병원의 역할에 대한 견해와 경험 - 지방의료원의 역할에 대한 견해와 경험 • 조사 대상자의 인구사회경제적 특성 및 주관적 건강 상태

제2절 주요 조사 결과

1. 응답자의 인구사회학적 특성 및 주관적 건강 상태

'필수·공공의료 정책에 대한 수요자 설문조사'에 응답한 전국의 만 19~74세 남녀'의 인구사회학적 특성 및 주관적 건강 상태는 다음과 같다. 최종 응답 인원은 1,005명으로, 성별은 남성 514명(51.1%), 여성 491명(48.9%)이고, 연령은 19~34세 260명(25.9%), 35~44세 199명(19.8%), 45~54세 217명(21.6%), 55~64세 232명(23.1%). 65~74세 97명(9.7%)이었다(〈표 5-2〉, 〔그림 5-1〕).

교육 수준은 고등학교 졸업 331명(32.9%), 대학교 졸업 이상 664명(66.1%)으로 고졸 이상의 학력을 가지고 있는 응답자가 99.0%를 차지하였으며, 월평균 가구 소득은 200만 원 이하 저소득층이 125명(12.4%), 200~500만 원의 중간 소득층이 478명 (47.6%) 그리고 500만 원 이상의 고소득층이 402명(40.0%)이었다(〈표 5-2〉, 〔그림 5-2〕)).

응답자들의 정치적 성향은 진보적(매우 진보적 47명(4.7%), 진보적 221명(22.0%))인 성향을 가진 응답자가 전체 응답자의 26.7%인 268명이었으며, 중도적인 성향을 가진 응답자는 505명(50.2%), 보수적(보수적 198명(19.7%), 매우 보수적 34명(3.4%))인 성향을 가진 응답자는 232명(23.1%)으로 고른 분포를 보였다(〈표 5-2〉). 본인이 생각하는 주관적 건강 상태에 대해서는 응답자의 75.5%인 759명(매우 좋음 29명(2.9%), 좋은 편임 262명(26.1%), 보통 468명(46.6%))이 보통 이상이라고 응답하였고, 24.5%인 246명(안 좋은 편임 219명(21.8%), 매우 안 좋음 27명(2.7%))이 주관적인 본인의 건강 상태를 좋지 않다고 응답하였다(〈표 5-2〉).

<표 5-2> 응답자의 일반적 특성

(단위: 명, 세, %)

구분		빈도	비율
전체		1,005	100.0
성	남자	514	51.1
	여자	491	48.9
연령	(평균±표준편차)	43.8±12.4	
	19~34세	260	25.9
	35~44세	199	19.8
	45~54세	217	21.6
	55~64세	232	23.1
	65~74세	97	9.7
교육 수준	중학교 졸업 이하	10	1.0
	고등학교 졸업	331	32.9
	대학교 졸업 이상	664	66.1
결혼 상태	기혼(유배우)	608	60.5
	이혼, 별거, 사별	120	11.9
	미혼	277	27.6
경제활동 여부	예	759	75.5
	아니요	246	24.5
월평균 가구 소득	200만 원 미만	125	12.4
	200~500만 원	478	47.6
	500만 원 이상	402	40.0
수도권	수도권	522	51.9
	비수도권	483	48.1
거주지역	동	888	88.4
	읍면	117	11.6
정치 성향	매우 진보적	47	4.7
	진보적	221	22.0
	중도적	505	50.2
	보수적	198	19.7
	매우 보수적	34	3.4
주관적 건강 상태	매우 좋음	29	2.9
	좋은 편임	262	26.1
	보통	468	46.6
	안 좋은 편임	219	21.8
	매우 안 좋음	27	2.7

출처: 본 연구의 '필수·공공의료에 대한 수요자 설문조사'

[그림 5-1] 응답자의 일반적 특성: 성, 연령

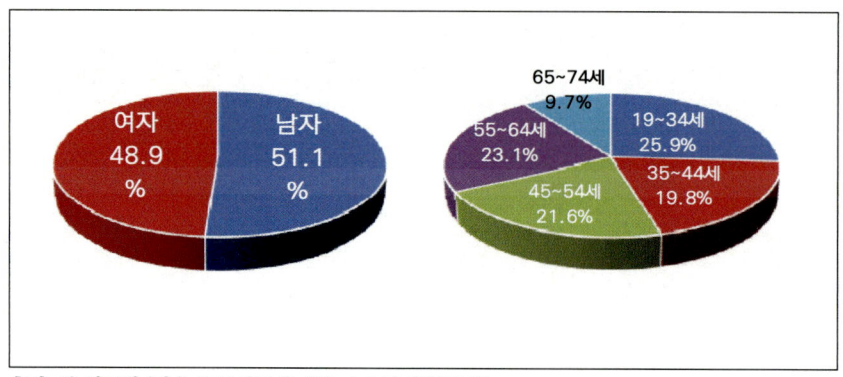

출처: 본 연구의 '필수·공공의료에 대한 수요자 설문조사'

[그림 5-2] 응답자의 일반적 특성: 교육 수준, 월평균 가구 소득

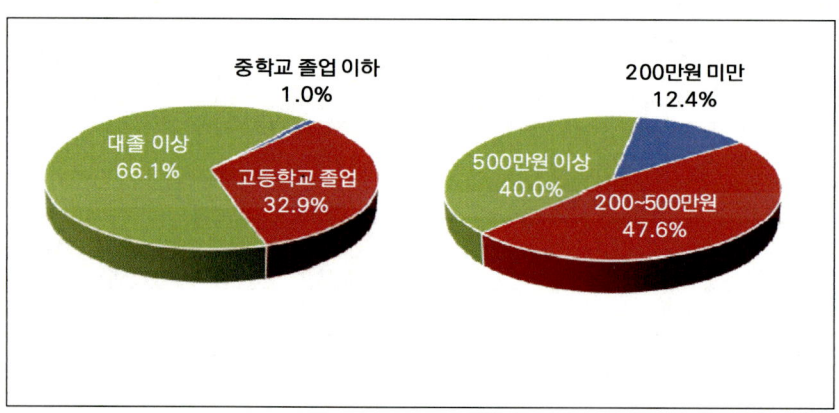

출처: 본 연구의 '필수·공공의료에 대한 수요자 설문조사'

[그림 5-3] 응답자의 일반적 특성: 거주지역, 수도권/비수도권

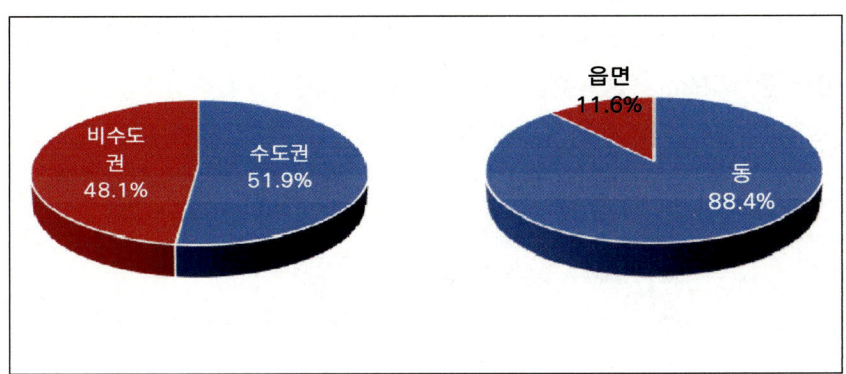

출처: 본 연구의 '필수·공공의료에 대한 수요자 설문조사'

2. 건강에 대한 책임 주체

가. 건강에 대한 국가 책임에 관한 견해 및 경험

필수·공공의료에 대한 전반적인 견해와 개인적 경험 여부를 알아보기 위해 '건강에 대한 국가 책임'에 관한 견해와 경험을 질문하였다. 먼저, '건강에 대한 국가 책임에 관한 견해'를 "자신과 가족의 건강에 대해 국가가 보호를 해야 한다고 생각하십니까?"라는 질문을 통해 1점(전혀 그렇지 않다)부터 4점(매우 그렇다)까지의 척도를 기준으로 답하도록 하였다. 이에 대한 답변을 분석한 결과, 응답자의 89.5%가 동의(그렇다: 56.5%, 매우 그렇다: 32.9%)하는 것으로 나타나, 응답자의 대부분이 자신과 가족의 건강을 국가가 책임지고 보호해야 한다고 생각하는 것으로 확인되었다([그림 5-4]). 다음으로, '건강에 대한 국가의 책임에 관한 경험'을 "자신과 가족의 건강이 국가의 보호를 받고 있다고 생각하십니까?"라는 질문을 통해 1점(전혀 그렇지 않다)부터 4점(매우 그렇다)까지의 척도를 기준으로 답하도록 하였는데, 이에 대한 답변을 분석한 결과 응답자의

70.0%가 동의(그렇다: 64.0%, 매우 그렇다: 6.0%)하는 것으로 나타났다([그림 5-4]). 이러한 결과는 '건강에 대한 국가 책임'을 경험한 응답자가 10명 중 7명으로 높은 비율이지만 '건강에 대한 국가 책임'의 필요성에 동의한 응답자의 비율(89.5%)에 비해서는 낮은 것으로 나타나므로, 국민의 건강에 대한 국가 책임이 강화되어야 할 필요가 있다고 해석될 수 있다.

[그림 5-4] 건강에 대한 국가 책임에 관한 견해 및 경험

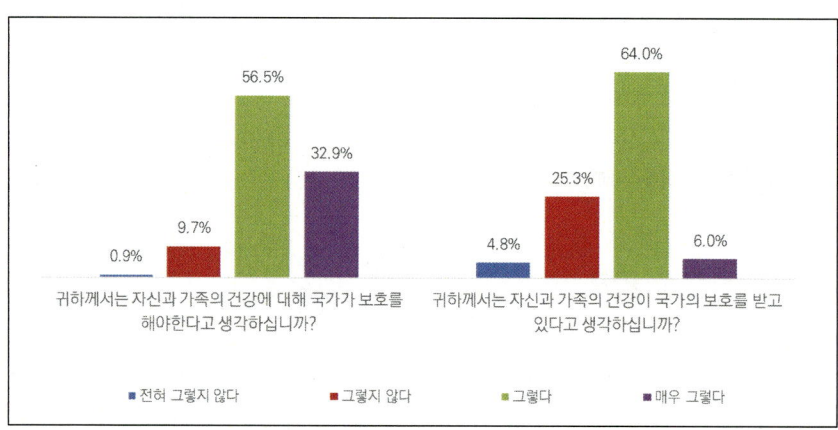

출처: 본 연구의 '필수·공공의료에 대한 수요자 설문조사'

'건강에 대한 국가 책임'에 관한 견해를 응답자의 특성별로 살펴본 결과, 연령대, 교육 수준, 수도권/비수도권, 정치 성향, 주관적 건강 상태에 따라 유의미한 차이가 있는 것으로 확인되었다(〈표 5-3〉). 연령대별 차이를 살펴보면, '19~34세'의 응답자 중 '건강에 대한 국가의 책임'에 대해 동의한다고 응답한 경우는 92.7%(그렇다: 58.8%, 매우 그렇다: 33.8%)로 전 연령층 중 가장 높게 나타났으며, '35~44세'는 92.0%(그렇다: 56.8%, 매우 그렇다: 35.2%), '45~54세'는 92.2%(그렇다: 50.7%, 매우 그렇다: 41.5%)로 54세 이하의 응답자의 10명 중 9명 이상이 '자신과 가족의 건강을 국가가 보호해야 한다'는 의견에 동의하는 것으로 나타났다

(〈표 5-3〉). 그러나 55세 이상부터는 동의하는 응답자가 점진적으로 감소하는 추세를 보이는데, '55~64세'는 86.2%(그렇다: 57.3%, 매우 그렇다: 28.9%), '65~74세'는 77.3%(그렇다: 60.8%, 매우 그렇다: 16.5%)가 동의한다고 하였다(〈표 5-3〉). 교육 수준에 따른 차이를 살펴보면, 학력이 높을수록 '자신과 가족의 건강을 국가가 보호해야 한다'는 의견에 동의하는 응답자의 비율이 높게 나타나는 것을 볼 수 있는데, '중학교 졸업 이하'는 80.0% (그렇다: 50.0%, 매우 그렇다: 30.0%), '고등학교 졸업'은 82.2%(그렇다: 51.7%, 매우 그렇다: 30.5%)가 동의하였으나, '대학교 졸업 이상'에서는 동의하는 비율이 큰 폭으로 증가하여 93.2%(그렇다: 59.0%, 매우 그렇다: 34.2%)가 동의하는 것으로 나타났다(〈표 5-3〉). 정치적 성향에 따른 차이를 살펴보면, 진보적인 정치 성향을 가진 그룹이 보수적인 정치 성향을 가진 그룹에 비해 '자신과 가족의 건강을 국가가 보호해야 한다'는 의견에 동의하는 비율이 높은 것으로 나타났다(〈표 5-3〉).

〈표 5-3〉 응답자 특성별 건강에 대한 국가 책임에 관한 견해

(단위: 명, %)

구분		N	(1) 전혀 그렇지 않다	(2) 그렇지 않다	(3) 그렇다	(4) 매우 그렇다	p
전체		1,005	0.9	9.7	56.5	32.9	
성	남자	514	1.2	8.8	55.6	34.4	0.456
	여자	491	0.6	10.6	57.4	31.4	
연령	19~34세	260	0.4	6.9	58.8	33.8	0.000
	35~44세	199	0.5	7.5	56.8	35.2	
	45~54세	217	1.4	6.5	50.7	41.5	
	55~64세	232	1.3	12.5	57.3	28.9	
	65~74세	97	1.0	21.6	60.8	16.5	
교육	중학교 졸업 이하	10	10.0	10.0	50.0	30.0	0.000

구분		N	(1) 전혀 그렇지 않다	(2) 그렇지 않다	(3) 그렇다	(4) 매우 그렇다	p
수준	고등학교 졸업	331	0.9	16.9	51.7	30.5	
	대학교 졸업 이상	664	0.8	6.0	59.0	34.2	
결혼 상태	기혼(유배우)	608	0.5	10.2	56.1	33.2	0.368
	이혼, 별거, 사별	120	1.7	12.5	52.5	33.3	
	미혼	277	1.4	7.2	59.2	32.1	
경제활동 여부	예	759	0.9	8.4	57.4	33.2	0.148
	아니요	246	0.8	13.4	53.7	32.1	
월평균 가구 소득	200만 원 미만	125	1.6	9.6	60.0	28.8	0.472
	200~500만 원	478	1.0	10.3	57.7	31.0	
	500만 원 이상	402	0.5	9.0	54.0	36.6	
수도권	수도권	522	1.3	9.8	59.6	29.3	0.036
	비수도권	483	0.4	9.5	53.2	36.9	
거주지역	동	888	0.8	9.3	56.5	33.3	0.556
	읍면	117	1.7	12.0	56.4	29.9	
정치 성향	매우 진보적	47	2.1	8.5	34.0	55.3	0.026
	진보적	221	1.4	5.4	57.9	35.3	
	중도적	505	0.8	10.3	57.6	31.3	
	보수적	198	0.5	12.1	59.1	28.3	
	매우 보수적	34	0.0	14.7	47.1	38.2	
주관적 건강 상태	매우 좋음	29	0.0	6.9	51.7	41.4	0.049
	좋은 편임	262	0.4	8.0	52.7	38.9	
	보통	468	0.4	9.8	59.8	29.9	
	안 좋은 편임	219	2.3	11.9	53.0	32.9	
	매우 안 좋음	27	3.7	7.4	70.4	18.5	

주: "자신과 가족의 건강에 대해 국가가 보호를 해야 한다고 생각하십니까?"에 대한 응답
출처: 본 연구의 '필수·공공의료에 대한 수요자 설문조사'

'건강에 대한 국가 책임'에 관한 경험에 대한 응답의 경우에는 가구 소득 및 주관적 건강 상태에 따라 유의미한 차이가 확인되었다(〈표 5-4〉). 가구 소득에 따른 차이를 살펴보면, 월평균 가구 소득 '200만 원 이하'인

저소득층에서 다른 그룹에 비해 자신과 가족의 건강이 국가로부터 보호 받고 있다고 생각하는 비율이 적은 것으로 나타났다(〈표 5-4〉). 주관적 건강 상태에 따른 차이의 경우에는 본인의 건강 상태가 좋다고 생각하는 사람일수록 자신과 가족의 건강을 국가로부터 보호받고 있다고 생각하는 비율이 더 높은 것으로 나타났다(〈표 5-4〉). 이를 자세히 살펴보면, 본인 의 건강이 매우 좋다고 생각하는 응답자의 경우 93.1%(그렇다: 62.1%, 매우 그렇다: 31.0%)가 자신과 가족의 건강을 국가로부터 보호받은 경험 이 있다고 대답하였으나, 본인의 건강이 보통이라고 생각하는 응답자의 66.7%(그렇다: 62.4%, 매우 그렇다: 4.3%), 본인의 건강이 매우 안 좋다 고 생각하는 응답자에서는 59.3%(그렇다: 55.6%, 매우 그렇다: 3.7%)만 이 해당 경험이 있다고 응답하였다(〈표 5-4〉).

〈표 5-4〉 응답자 특성별 건강에 대한 국가 책임에 관한 경험

(단위: 명, %)

구분		N	(1) 전혀 그렇지 않다	(2) 그렇지 않다	(3) 그렇다	(4) 매우 그렇다	p
전체		1,005	4.8	25.3	64.0	6.0	
성	남자	514	4.7	24.7	63.4	7.2	0.412
	여자	491	4.9	25.9	64.6	4.7	
연령	19~34세	260	4.6	21.2	66.5	7.7	0.237
	35~44세	199	6.5	24.1	62.3	7.0	
	45~54세	217	4.1	28.1	63.6	4.1	
	55~64세	232	3.4	30.6	59.9	6.0	
	65~74세	97	6.2	19.6	71.1	3.1	
교육 수준	중학교 졸업 이하	10	10.0	30.0	60.0	0.0	0.590
	고등학교 졸업	331	5.7	27.8	61.0	5.4	
	대학교 졸업 이상	664	4.2	23.9	65.5	6.3	
결혼 상태	기혼(유배우)	608	4.3	26.5	63.7	5.6	0.565
	이혼, 별거, 사별	120	7.5	19.2	66.7	6.7	
	미혼	277	4.7	25.3	63.5	6.5	

구분		N	(1) 전혀 그렇지 않다	(2) 그렇지 않다	(3) 그렇다	(4) 매우 그렇다	p
경제활동 여부	예	759	4.7	25.7	63.4	6.2	0.883
	아니요	246	4.9	24.0	65.9	5.3	
월평균 가구 소득	200만 원 미만	125	6.4	24.8	60.0	8.8	0.023
	200~500만 원	478	3.3	25.7	67.4	3.6	
	500만 원 이상	402	6.0	24.9	61.2	8.0	
수도권	수도권	522	4.8	24.3	66.3	4.6	0.194
	비수도권	483	4.8	26.3	61.5	7.5	
거주지역	동	888	4.6	26.4	62.8	6.2	0.107
	읍면	117	6.0	17.1	72.6	4.3	
정치 성향	매우 진보적	47	8.5	27.7	55.3	8.5	0.402
	진보적	221	5.0	28.1	63.3	3.6	
	중도적	505	4.8	24.6	64.2	6.5	
	보수적	198	3.0	21.7	68.2	7.1	
	매우 보수적	34	8.8	35.3	52.9	2.9	
주관적 건강 상태	매우 좋음	29	0.0	6.9	62.1	31.0	0.000
	좋은 편임	262	2.7	22.1	68.7	6.5	
	보통	468	5.1	28.2	62.4	4.3	
	안 좋은 편임	219	5.5	25.6	63.0	5.9	
	매우 안 좋음	27	18.5	22.2	55.6	3.7	

주: "자신과 가족의 건강이 국가의 보호를 받고 있다고 생각하십니까?"에 대한 응답
출처: 본 연구의 '필수·공공의료에 대한 수요자 설문조사'

나. 건강에 대한 책임 주체에 관한 견해

"개인의 건강에 대한 책임은 누구에게 있다고 생각하십니까?"라는 질문을 통해 응답자가 생각하는 '건강에 대한 책임 주체'를 중요한 순서대로 최대 3순위까지 고르도록 하였다. 이에 대한 답변을 분석한 결과, 전체 응답자 1,005명 중 855명이 1순위를 '개인'이라고 대답하였다. 2순위의 경우 가장 많은 응답이 국가(중앙정부)였으며, 그다음으로 가족 및 친구, 학교/직장 등 소속기관(조직)의 순서로 '건강에 대한 책임 주체'를 골랐

고, 3순위는 국가(중앙정부), 기초자치단체(거주 중인 시군구), 광역자치단체(광역시도)가 상위권에 나타나면서 건강에 대한 책임은 일차적으로 '본인 자신(개인)'에게 있지만 '국가(중앙정부)'의 책임도 중요하게 생각하고 있음을 확인할 수 있다([그림 5-5]).

[그림 5-5] 건강에 대한 책임 주체에 관한 견해

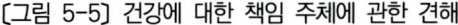

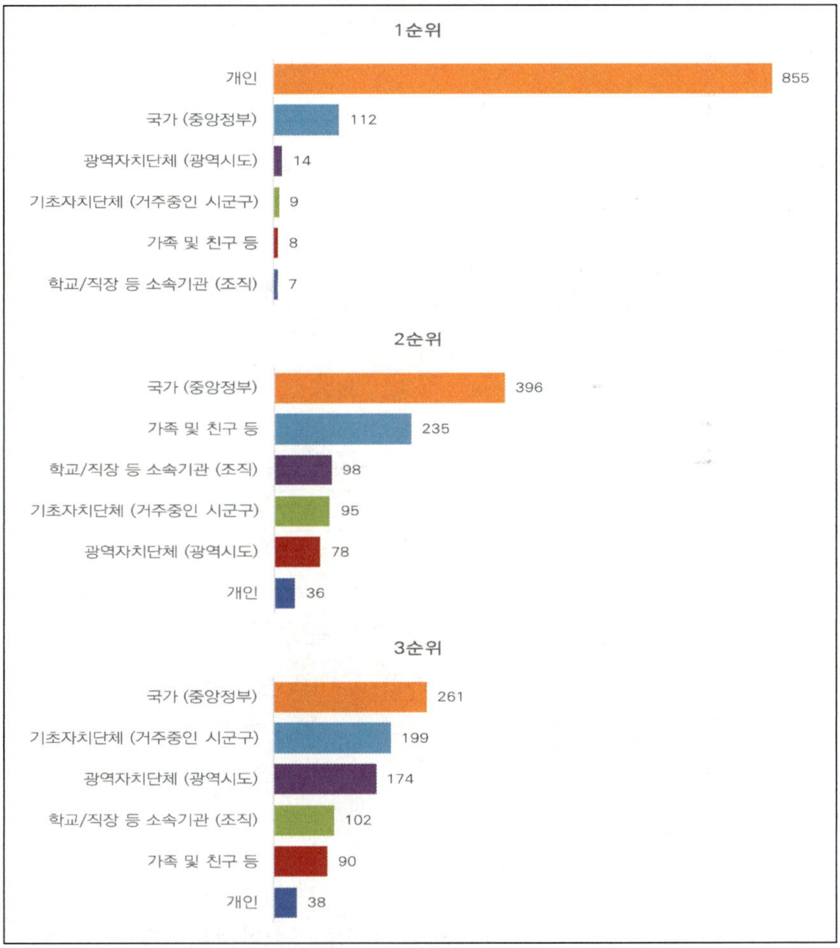

1순위
- 개인: 855
- 국가 (중앙정부): 112
- 광역자치단체 (광역시도): 14
- 기초자치단체 (거주중인 시군구): 9
- 가족 및 친구 등: 8
- 학교/직장 등 소속기관 (조직): 7

2순위
- 국가 (중앙정부): 396
- 가족 및 친구 등: 235
- 학교/직장 등 소속기관 (조직): 98
- 기초자치단체 (거주중인 시군구): 95
- 광역자치단체 (광역시도): 78
- 개인: 36

3순위
- 국가 (중앙정부): 261
- 기초자치단체 (거주중인 시군구): 199
- 광역자치단체 (광역시도): 174
- 학교/직장 등 소속기관 (조직): 102
- 가족 및 친구 등: 90
- 개인: 38

출처: 본 연구의 '필수·공공의료에 대한 수요자 설문조사'

3. 필수의료에 대한 인식 및 견해

가. 필수의료의 개념 및 범위에 대한 인식

일반 국민이 필수의료의 개념 및 범위를 어떻게 인식하고 있는지 알아보기 위해 '필수의료의 개념 및 범위'에 대한 7가지의 정의를 제시한 후 응답자가 생각하는 가장 가까운 개념 및 범위를 선택하도록 하였다(〈표 5-5〉).

〈표 5-5〉 필수의료의 개념 및 범위

구분	필수의료의 개념 및 범위
(1)	건강보험에서 보장하는 의료서비스 전체(또는 비급여 서비스 외 전부)
(2)	미용성형과 같은 미용을 목적으로 하는 의료서비스 외 전부
(3)	24시간 365일 대응이 필요한 의료 영역
(4)	생명과 직결되는 의료 영역
(5)	정책적으로 시급히 해결되어야 하는 의료 영역
(6)	의사들이 기피해서 국가 또는 정부의 개입이 필요한 의료 영역
(7)	소아청소년과, 산부인과, 외과 등 전체 진료과목 중 특정 의료 영역

출처: 본 연구의 '필수·공공의료에 대한 수요자 설문조사'

'필수의료의 개념 및 범위'에 대한 답변을 분석한 결과, 41.3%(415명)가 '건강보험에서 보장하는 의료서비스 전체(또는 비급여 서비스 외 전부)'로 응답하여 일반 국민 10명 중 4명이 건강보험을 통해 제공되는 의료서비스 전체를 필수의료의 범위로 인식하고 있는 것으로 나타났다([그림 5-6]). 반면에, 응답자의 55.6%(559명)가 '생명과 직결(251명, 25.0%)'되거나, '24시간 365일 대응이 필요(18.2%, 183명)'하거나, '국가의 개입이 필요한 기피 영역(5.8%, 58명)', '소아청소년과, 산부인과,

외과 등 특정 진료과(3.4%, 34명)', '정책적으로 시급한 영역(3.3%, 33명)'과 같이 정책적인 우선순위에 따라 필수의료의 범위가 정해져야 한다고 생각하는 것으로 나타났다([그림 5-6]).

[그림 5-6] 필수의료의 개념 및 범위에 대한 인식

항목	값
건강보험에서 보장하는 의료서비스 전체(또는 비급여 서비스 외 전부)	415
생명과 직결되는 의료 영역	251
24시간 365일 대응이 필요한 의료 영역	183
의사들이 기피해서 국가 또는 정부의 개입이 필요한 의료 영역	58
소아청소년과, 산부인과, 외과 등 전체 진료과목 중 특정 의료 영역	34
정책적으로 시급히 해결되어야 하는 의료 영역	33
미용성형과 같은 미용을 목적으로 하는 의료서비스 외 전부	31

출처: 본 연구의 '필수·공공의료에 대한 수요자 설문조사'

'필수의료의 개념 및 범위에 대한 인식'을 응답자의 특성별로 나누어 살펴본 결과, 연령대 및 정치 성향에 따라 유의미한 차이가 있는 것으로 확인되었다(<표 5-6>).

<표 5-6> 응답자 특성별 필수의료의 개념 및 범위에 대한 인식

(단위: 명, %)

구분		N	1	2	3	4	5	6	7	p
전체		1,005	41.3	3.1	18.2	25.0	3.3	5.8	3.4	
성	남자	514	41.1	1.9	19.5	25.7	2.5	6.2	3.1	0.240
	여자	491	41.5	4.3	16.9	24.2	4.1	5.3	3.7	
연령	19~34세	260	30.8	5.0	24.6	27.3	3.5	4.6	4.2	0.006
	35~44세	199	41.2	4.5	18.1	24.6	3.5	4.0	4.0	
	45~54세	217	44.2	2.3	18.4	24.0	3.7	4.1	3.2	
	55~64세	232	45.7	1.3	13.4	24.6	2.6	10.3	2.2	
	65~74세	97	52.6	1.0	12.4	22.7	3.1	5.2	3.1	

구분		N	1	2	3	4	5	6	7	p
교육 수준	중학교 졸업 이하	10	30.0	0.0	20.0	30.0	10.0	0.0	10.0	0.381
	고등학교 졸업	331	42.6	2.4	18.7	22.4	4.5	7.3	2.1	
	대학교 졸업 이상	664	40.8	3.5	17.9	26.2	2.6	5.1	3.9	
결혼 상태	기혼(유배우)	608	42.9	2.5	16.1	25.3	3.0	6.3	3.9	0.282
	이혼, 별거, 사별	120	41.7	5.8	18.3	24.2	5.0	3.3	1.7	
	미혼	277	37.5	3.2	22.7	24.5	3.2	5.8	2.9	
경제활동 여부	예	759	41.8	2.9	18.3	24.4	3.8	5.4	3.4	0.615
	아니요	246	39.8	3.7	17.9	26.8	1.6	6.9	3.3	
월평균 가구 소득	200만 원 미만	125	40.0	4.8	21.6	24.8	3.2	4.0	1.6	0.652
	200~500만 원	478	39.5	2.5	18.2	24.9	4.2	6.7	4.0	
	500만 원 이상	402	43.8	3.2	17.2	25.1	2.2	5.2	3.2	
수도권	수도권	522	40.4	3.6	18.4	25.7	3.3	4.2	4.4	0.150
	비수도권	483	42.2	2.5	18.0	24.2	3.3	7.5	2.3	
거주지역	동	888	42.0	2.9	17.0	25.2	3.6	5.7	3.5	0.107
	읍면	117	35.9	4.3	27.4	23.1	0.9	6.0	2.6	
정치 성향	매우 진보적	47	34.0	0.0	25.5	14.9	6.4	12.8	6.4	0.035
	진보적	221	43.4	5.0	17.2	24.4	1.8	5.0	3.2	
	중도적	505	40.6	3.2	20.2	22.8	4.2	5.1	4.0	
	보수적	198	39.9	2.0	13.1	33.8	2.0	7.1	2.0	
	매우 보수적	34	55.9	0.0	14.7	23.5	2.9	2.9	0.0	
주관적 건강 상태	매우 좋음	29	41.4	3.4	24.1	24.1	0.0	3.4	3.4	0.358
	좋은 편임	262	37.0	5.0	16.4	27.9	2.3	6.1	5.3	
	보통	468	42.5	2.1	19.0	23.7	4.9	5.3	2.4	
	안 좋은 편임	219	43.8	3.2	18.7	24.2	1.4	5.9	2.7	
	매우 안 좋음	27	40.7	0.0	11.1	25.9	3.7	11.1	7.4	

주: 1. 건강보험에서 보장하는 의료서비스 전체(또는 비급여 서비스 외 전부)
　　2. 미용성형과 같은 미용을 목적으로 하는 의료서비스 외 전부
　　3. 24시간 365일 대응이 필요한 의료 영역
　　4. 생명과 직결되는 의료 영역
　　5. 정책적으로 시급히 해결되어야 하는 의료 영역
　　6. 의사들이 기피해서 국가 또는 정부의 개입이 필요한 의료 영역
　　7. 소아청소년과, 산부인과, 외과 등 전체 진료과목 중 특정 의료 영역
출처: 본 연구의 '필수·공공의료에 대한 수요자 설문조사'

나. 국가가 책임지고 제공해야 할 필수의료 분야에 대한 견해

국가가 책임지고 제공해야 할 필수의료 분야에 대한 견해를 알아보기 위해 의료서비스를 7개 분야로 나누어 '국가에서 책임지고 국민에게 제공해야 한다고 생각하는 필수의료 분야'를 모두 고르도록 하였다. 제시한 7개의 분야 중에서 중요하다고 생각하는 모든 분야에 대해 개수 제한 없이 복수 응답하도록 질문한 결과는 다음과 같다. 복수 응답을 고려하여 필수의료라고 생각하는 의료서비스 분야를 살펴보면, '응급·외상·심뇌혈관 등(신속한 대응이 필요한 중증 의료)'을 가장 많은 응답자가 필수의료 분야로 골랐고, 그다음으로는 '암, 중증 난치질환, 희귀질환 등', '분만·산모·신생아 의료', 그리고 '재난 및 감염병 대응' 등의 순서로 나타났다([그림 5-7]).

[그림 5-7] 국가가 책임지고 제공해야 할 필수의료 분야(복수 응답)

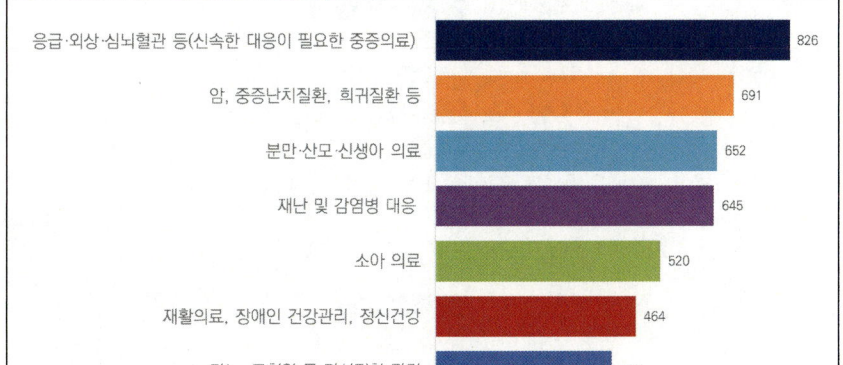

출처: 본 연구의 '필수·공공의료에 대한 수요자 설문조사'

앞의 질문에서 본인이 선택한 필수의료 분야의 우선순위를 표시하도록 한 결과 가장 많이 1순위로 뽑은 분야는 '응급·외상·심뇌혈관 등(신속한 대응이 필요한 중증 의료)'이었고, 2순위로 가장 많이 선택한 분야는 '분만·산모·신생아 의료', 3순위로 가장 많이 선택한 분야 역시 '분만·산모·신생아 의료'였다([그림 5-8]).

[그림 5-8] 국가가 책임지고 제공해야 할 필수의료 분야(1~3순위)

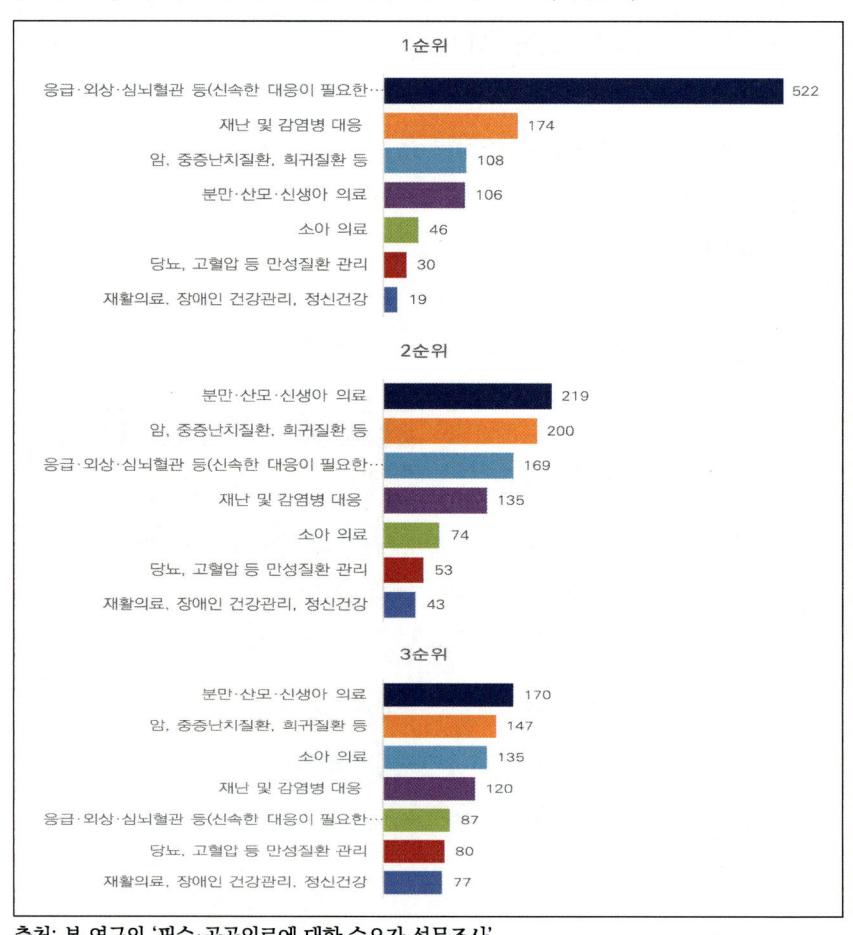

출처: 본 연구의 '필수·공공의료에 대한 수요자 설문조사'

다. 필수의료 국가 책임 강화에 대한 견해

필수의료 국가 책임 강화에 대한 견해를 알아보기 위해 현재 필수의료 국가책임 강화에 대한 두 가지 상반된 주장이 있음을 설명하고, 두 가지 주장 중 어느 쪽에 동의하는지를 다음과 같은 내용으로 질문하였다.

"현재 국민에게 필수적인 의료서비스 공급에 대한 국가의 책임을 강화해야 한다는 주장이 있는 반면, 필수적인 의료를 민간의료기관에서도 충분히 제공할 수 있기 때문에 국가의 책임을 강화하지 않아도 무방하다는 주장이 있습니다. 귀하께서는 어떻게 생각하십니까?"

해당 질문에 대해 응답자의 94.9%인 954명은 '현재 국민에게 필수적인 의료서비스 공급에 대한 국가의 책임을 강화해야 한다'는 주장에 동의한다고 대답하여 응답자 대부분이 필수의료에 대한 국가의 책임이 더욱 강화되기를 원하는 것으로 나타났다([그림 5-9]).

[그림 5-9] 필수의료 국가 책임 강화에 대한 견해

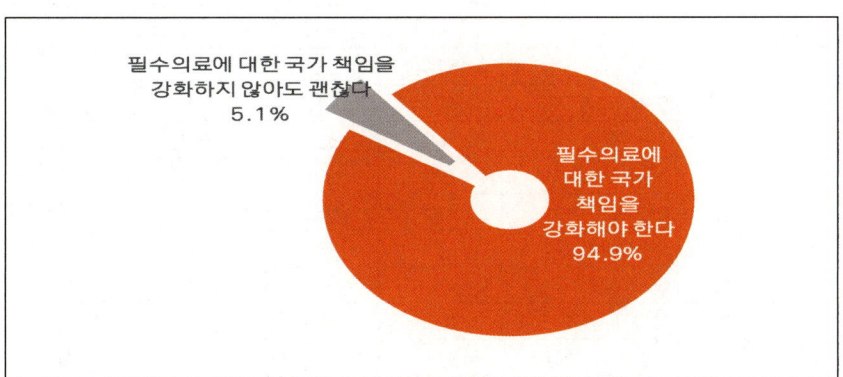

출처: 본 연구의 '필수·공공의료에 대한 수요자 설문조사'

'필수의료 국가 책임 강화에 대한 견해'를 응답자의 특성별로 나누어 살펴본 결과, 연령대 및 교육 수준에 따라 유의미한 차이가 있는 것으로 확인되었다(〈표 5-7〉). 연령대별로는 '35~44세'의 응답자의 99.0%가 필수의료에 대한 '국가 책임을 강화해야 한다'는 의견에 동의하면서 다른 연령층과 비교했을 때 가장 높은 비율로 동의하는 것으로 나타났으며, 가장 낮은 비율의 응답자가 위 내용에 동의하는 연령층은 '45~54세', '55~64세'로 두 연령층 모두 전체 응답자의 93.1%가 동의하는 것으로 나타났다(〈표 5-7〉). 교육 수준에 따른 차이를 살펴보면, '중학교 졸업 이하'의 학력을 가진 응답자의 경우 80.0%가 '국가 책임을 강화해야 한다'는 의견에 동의하였으나, '고등학교 졸업'의 학력을 가진 응답자는 92.1%, '대학교 졸업 이상'의 학력을 가진 응답자는 96.5%가 동의한다고 대답하였다(〈표 5-7〉).

〈표 5-7〉 응답자 특성별 필수의료 국가 책임 강화에 대한 견해

(단위: 명, %)

구분		N	국가 책임을 강화해야 한다	국가 책임을 강화하지 않아도 괜찮다	p
전체		1,005	94.9	5.1	
성	남자	514	95.7	4.3	0.240
	여자	491	94.1	5.9	
연령	19~34세	260	95.0	5.0	0.041
	35~44세	199	99.0	1.0	
	45~54세	217	93.1	6.9	
	55~64세	232	93.1	6.9	
	65~74세	97	94.8	5.2	
교육 수준	중학교 졸업 이하	10	80.0	20.0	0.001
	고등학교 졸업	331	92.1	7.9	
	대학교 졸업 이상	664	96.5	3.5	
결혼 상태	기혼(유배우)	608	95.1	4.9	0.405
	이혼, 별거, 사별	120	92.5	7.5	
	미혼	277	95.7	4.3	

구분		N	국가 책임을 강화해야 한다	국가 책임을 강화하지 않아도 괜찮다	p
경제활동 여부	예	759	95.5	4.5	0.131
	아니요	246	93.1	6.9	
월평균 가구 소득	200만 원 미만	125	95.2	4.8	0.725
	200~500만 원	478	94.4	5.6	
	500만 원 이상	402	95.5	4.5	
수도권	수도권	522	95.4	4.6	0.474
	비수도권	483	94.4	5.6	
거주지역	동	888	95.2	4.8	0.355
	읍면	117	93.2	6.8	
정치 성향	매우 진보적	47	95.7	4.3	0.661
	진보적	221	96.8	3.2	
	중도적	505	94.5	5.5	
	보수적	198	93.9	6.1	
	매우 보수적	34	94.1	5.9	
주관적 건강 상태	매우 좋음	29	96.6	3.4	0.942
	좋은 편임	262	94.7	5.3	
	보통	468	95.3	4.7	
	안 좋은 편임	219	94.1	5.9	
	매우 안 좋음	27	96.3	3.7	

출처: 본 연구의 '필수·공공의료에 대한 수요자 설문조사'

4. 우리나라 보건의료체계에 대한 인식

우리나라 보건의료체계에 대한 일반 국민의 인식을 살펴보기 위해, 국가에서 제공하는 보건의료체계가 갖춰야 할 주요한 기능·역할에 해당하는 6개 항목(공공성, 필수 의료서비스 제공, 지역 간 격차 해소, 접근성, 보장성, 의료의 질)을 우리나라 보건의료체계가 얼마나 충족시키고 있는지에 관해 1점(전혀 그렇지 않다)부터 4점(매우 그렇다)까지의 척도를 기준으로 답하도록 하였다(〈표 5-8〉).

〈표 5-8〉 보건의료체계가 갖춰야 할 주요한 기능·역할에 대한 질문 내용

기능·역할	질문 내용
공공성	공공성을 갖추고 있다.
필수 의료서비스 제공	필수적인 의료서비스 영역에 대해 충분히 제공하고 있다.
지역 간 격차 해소	의료서비스가 지역 간 차이 없이 제공되고 있다.
접근성	가까운 곳에서 필요한 진료를 제때 받을 수 있다.
보장성	큰 경제적 부담을 느끼지 않고 필요한 의료서비스를 받을 수 있다.
의료의 질	질 높은 의료서비스를 받을 수 있다.

출처: 본 연구의 '필수·공공의료에 대한 수요자 설문조사'

　보건의료체계가 갖춰야 할 주요한 기능·역할에 대한 답변을 분석한 결과, 우리나라 보건의료체계에서 가장 부족한 것은 '지역 간 격차'인 것으로 나타났다([그림 5-10]). 우리나라 보건의료체계의 주요한 기능·역할에 대한 인식을 구체적으로 살펴보면, 우선 '공공성'에 대해서는 10명 중 7명 이상이 '우리나라 보건의료체계가 공공성을 갖추고 있다'는 점에 동의(그렇다: 65.5%, 매우 그렇다: 9.4%)하는 것으로 나타났다([그림 5-10]). 또한, '의료의 질'에 대해서는 10명 중 6명 이상이 '질 높은 의료서비스를 받을 수 있다'라는 내용에 대해 동의(그렇다: 52.5%, 매우 그렇다: 9.2%)하고 있는 것으로 나타났다([그림 5-10]). 이러한 결과를 통해 우리나라 보건의료체계의 주요한 기능·역할 중 '공공성' 및 '의료의 질'에 대한 일반 국민의 인식 및 만족도는 비교적 높은 수준임을 유추할 수 있다.

　한편, '필수 의료서비스 제공', '의료의 접근성', '의료서비스 이용에 대한 경제적 부담'에 관련해서는 응답자의 절반가량만이 긍정적인 인식을 가지고 있는 것으로 나타나 해당 기능·역할을 개선하고 강화하기 위한 노력이 필요한 것으로 판단된다([그림 5-10]). 마지막으로, '의료서비스의 지역 간 격차'에 대해서는 10명 중 3명 만이 '의료서비스가 지역 간 차이 없이 제공되고 있다'라는 내용에 동의(그렇다: 24.4%, 매우 그렇다: 4.5%)하는 것으로 나타나 의료서비스의 지역 간 격차를 해소하기 위한 방안 마련 및 추진이 시급한 것으로 보인다([그림 5-10]).

[그림 5-10] 우리나라의 보건의료체계에 대한 인식

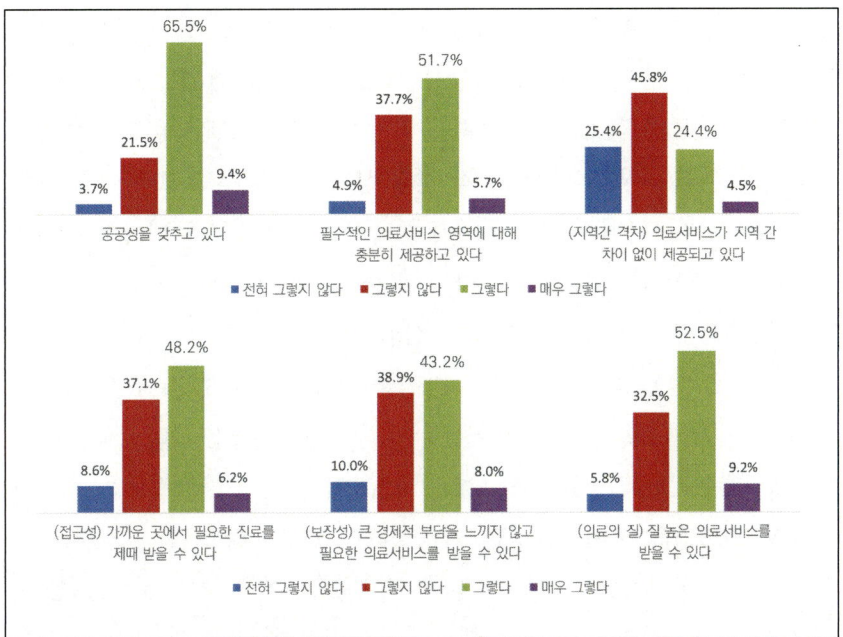

출처: 본 연구의 '필수·공공의료에 대한 수요자 설문조사'

우리나라 보건의료체계의 주요한 기능·역할에 대한 인식을 응답자의 특성별로 살펴본 결과는 다음과 같다. 먼저, '공공성'에 관련된 사항인 '우리나라 보건의료체계가 공공성을 갖추고 있다'에 대한 동의 여부를 응답자 특성별로 나누어 살펴본 결과, 성별, 연령대, 가구 소득, 주관적 건강 상태에 따라 유의미한 차이가 있는 것으로 확인되었다(〈표 5-9〉). 소득 수준별 차이를 살펴보면, 소득 수준이 높을수록 '우리나라 보건의료체계가 공공성을 갖추고 있다'는 의견에 동의하는 비율이 높은 것을 볼 수 있는데, 월평균 가구 소득이 '200만 원 미만'인 저소득층의 경우 해당 내용에 동의한다고 표시한 응답자의 비율은 65.6%(그렇다: 61.6%, 매우 그렇다: 4.0%)로 전체의 74.8%(그렇다: 65.5%, 매우 그렇다: 9.4%)보다

10.0%p 가까이 낮은 수치를 나타내고 있으나, 월평균 가구 소득의 '200~500만 원'인 중간 소득층은 74.9%(그렇다: 65.9%, 매우 그렇다: 9.0%), '500만 원 이상'의 고소득층은 77.6%(그렇다: 66.2%, 매우 그렇다: 11.4%)로 전체의 74.8%와 비슷하거나 높은 결과를 보였다(〈표 5-9〉).

응답자 본인이 생각하는 주관적 건강 상태에 따라서도 그 차이를 확인할 수 있었는데, 본인의 건강 상태가 좋다고 생각할수록 우리나라 보건의료체계의 '공공성'에 대해 동의하는 비율이 상대적으로 높으며, 그렇지 않은 경우일수록 동의하는 비율이 점점 낮아지는 것으로 나타났다(〈표 5-9〉). 주관적 건강 상태에 따른 차이를 자세히 살펴보면, 건강 상태를 '매우 좋음'이라고 한 응답자들이 동의하는 비율은 82.8%(그렇다: 48.3%, 매우 그렇다: 34.5%), '좋은 편임'이라고 한 응답자들은 79.8%(그렇다: 69.5%, 매우 그렇다: 10.3%). '보통'이라고 한 응답자들은 75.4%(그렇다: 67.5%, 매우 그렇다: 7.9%)로 '매우 좋음'에서 '보통'으로 갈수록 그 비율이 점점 감소하는 추세이기는 하지만, 세 가지 집단 모두 응답자 전체의 동의 비율인 74.8%보다는 높게 나타났다(〈표 5-9〉). 반면에 건강이 안 좋다고 생각할수록 동의하는 비율이 점점 낮아지는 것을 확인할 수 있었는데, 건강 상태를 '안 좋은 편임'이라고 응답한 집단의 경우 68.9%(그렇다: 60.3%, 매우 그렇다: 8.7%), '매우 안 좋음'이라고 한 경우 55.6%(그렇다: 51.9%, 매우 그렇다: 3.7%) 만이 우리나라 보건의료체계의 '공공성'에 동의한다고 응답하였다(〈표 5-9〉). 특히 건강 상태가 매우 좋은 응답자들의 경우 '공공성'에 대해 '매우 그렇다'고 대답한 비율이 34.5%인 반면, 건강 상태가 매우 안 좋은 응답자들의 경우 3.7%만이 '매우 그렇다'고 대답하여 이 두 집단 간에는 30.0%p가 넘는 차이가 있음을 확인할 수 있었다(〈표 5-9〉).

〈표 5-9〉 응답자 특성별 우리나라의 보건의료체계에 대한 인식(공공성)

(단위: 명, %)

구분6		N	전혀 그렇지 않다	그렇지 않다	그렇다	매우 그렇다	p
전체		1,005	3.7	21.5	65.5	9.4	
성	남자	514	4.5	20.0	63.0	12.5	0.002
	여자	491	2.9	23.0	68.0	6.1	
연령	19~34세	260	4.2	17.3	67.3	11.2	0.010
	35~44세	199	7.0	24.6	56.3	12.1	
	45~54세	217	2.3	19.4	71.4	6.9	
	55~64세	232	1.7	26.7	64.7	6.9	
	65~74세	97	3.1	18.6	68.0	10.3	
교육 수준	중학교 졸업 이하	10	0.0	0.0	100.0	0.0	0.179
	고등학교 졸업	331	4.2	20.8	67.7	7.3	
	대학교 졸업 이상	664	3.5	22.1	63.9	10.5	
결혼 상태	기혼(유배우)	608	2.5	21.9	66.8	8.9	0.148
	이혼, 별거, 사별	120	5.8	22.5	65.0	6.7	
	미혼	277	5.4	20.2	62.8	11.6	
경제활동 여부	예	759	3.7	21.5	65.0	9.9	0.788
	아니요	246	3.7	21.5	67.1	7.7	
월평균 가구 소득	200만 원 미만	125	8.0	26.4	61.6	4.0	0.016
	200~500만 원	478	3.1	22.0	65.9	9.0	
	500만 원 이상	402	3.0	19.4	66.2	11.4	
수도권	수도권	522	4.6	20.7	64.9	9.8	0.384
	비수도권	483	2.7	22.4	66.0	8.9	
거주지역	동	888	3.8	21.7	65.1	9.3	0.843
	읍면	117	2.6	19.7	68.4	9.4	
정치 성향	매우 진보적	47	6.4	29.8	57.4	6.4	0.911
	진보적	221	4.1	20.8	66.5	8.6	
	중도적	505	3.8	21.6	65.3	9.3	
	보수적	198	3.0	19.7	66.7	10.6	
	매우 보수적	34	0.0	23.5	64.7	11.8	
주관적 건강 상태	매우 좋음	29	3.4	13.8	48.3	34.5	0.000
	좋은 편임	262	3.1	17.2	69.5	10.3	
	보통	468	3.8	20.7	67.5	7.9	
	안 좋은 편임	219	3.7	27.4	60.3	8.7	
	매우 안 좋음	27	7.4	37.0	51.9	3.7	

주: '공공성을 갖추고 있다'에 대한 응답
출처: 본 연구의 '필수·공공의료에 대한 수요자 설문조사'

'필수 의료서비스 제공'에 관련된 사항인 '우리나라 보건의료체계가 필수적인 의료서비스 영역에 대해 충분히 제공하고 있다'에 대한 동의 여부를 응답자 특성별로 살펴본 결과, 연령대, 결혼 상태, 주관적 건강 상태에 따라 유의미한 차이가 있는 것으로 확인되었다(〈표 5-10〉).

연령대별 차이를 보면, 현재 필수 의료서비스를 충분히 받고 있다고 생각하는 비율이 가장 높은 연령대는 '19~34세'로 응답자의 69.6%(그렇다 58.1%, 매우 그렇다 11.5%)가 이에 대해 긍정적으로 답변하였고, 그 비율이 가장 낮은 연령대는 '55~64세'로 응답자의 과반이 안 되는 49.6%(그렇다 45.7%, 매우 그렇다 3.9%)만이 긍정적인 답변을 하면서 '19~34세'보다 20.0%p 낮은 수치를 보여주었다(〈표 5-10〉). 이러한 차이는 앞의 〈표 5-6〉에서 살펴본 '필수 의료의 개념 및 범위'에 대한 응답에서 연령대별로 유의미한 차이를 보인 것과 관련이 있다고 볼 수 있으며, '55~64세'의 경우 '19~34세'보다 상대적으로 의료서비스에 대한 필요도와 이용하는 빈도가 높음에서 기인하는 경험의 차이일 가능성도 생각해 볼 수 있다(〈표 5-10〉).

주관적 건강 상태에 따른 차이는 앞의 '공공성'에 대한 연령별 차이와 유사한 경향이 나타났는데, 건강 상태가 좋을수록 지금의 보건의료 체계가 '필수적인 의료서비스 영역에 대해 충분히 제공하고 있다'는 의견에 동의하는 비율이 높았고, 그렇지 않은 경우일수록 동의하는 비율이 낮아지는 추세가 확인되었으며, 건강 상태가 매우 좋은 상태인 응답자들이 '매우 그렇다'라고 응답한 비율과 건강 상태가 매우 안 좋은 응답자들이 '매우 그렇다'라고 응답한 비율이 매우 큰 차이를 보였다(〈표 5-10〉). 이를 자세히 살펴보면, 본인의 건강 상태를 '매우 좋음'이라고 한 응답자들이 필수적인 의료서비스 영역에 대해 충분히 제공받고 있다고 응답한 비율은 79.3%(그렇다: 48.3%, 매우 그렇다: 31.0%)로 가장 높았고, 건강 상태가 '좋은 편임'이라고 한 경우 66.4%(그렇다: 59.5%, 매우 그렇다: 6.9%), '보통'이라고 한 경우 53.0%(그렇다: 49.4%, 매우 그렇다: 3.6%)로 계속 낮아지는 추세를 보이다가 '안 좋은 편임'이라고 한 응답자들은 54.3%(그렇다: 48.9%, 매우 그렇다: 5.5%)가 충분하다고 답하면서 그 비율이 건강 상태가 '보통'인 응답자들보다 조금 높아졌지만 큰 차이는 없으며, '매우 안 좋은 편임'이라고 한 응답자의 경우 48.1%(그렇다 44.4%, 매우 그렇다 3.7%)만이 현재의 보건의료 체계가 필수적인 의료서비스 영역을 충분히 제공하고 있다는 의견에 동의한 것으로 나타났다(〈표 5-10〉). 특히 자신의 건강 상태가 매우 좋다고 생각하는 응답자들이 '매우 그렇다'라고 응답한 비율은 31.0%로 나머지 다른 응답자들에 비해 월등히 높았고, 건강 상태가 매우 안 좋다고 생각하는 응답자들이 '매우 그렇다'라고 응답한 비율은 3.7%로 낮은 편이었으며, 이 두 집단 간에는 27.3%p의 큰 차이를 확인할 수 있었다(〈표 5-10〉).

〈표 5-10〉 응답자 특성별 우리나라의 보건의료체계에 대한 인식(필수 의료서비스 제공)

(단위: 명, %)

구분		N	전혀 그렇지 않다	그렇지 않다	그렇다	매우 그렇다	p
전체		1,005	4.9	37.7	51.7	5.7	
성	남자	514	5.1	36.0	51.4	7.6	0.052
	여자	491	4.7	39.5	52.1	3.7	
연령	19~34세	260	4.2	26.2	58.1	11.5	0.000
	35~44세	199	7.0	34.2	54.8	4.0	
	45~54세	217	3.7	44.2	47.9	4.1	
	55~64세	232	5.6	44.8	45.7	3.9	
	65~74세	97	3.1	44.3	51.5	1.0	
교육 수준	중학교 졸업 이하	10	0.0	40.0	60.0	0.0	0.563
	고등학교 졸업	331	4.5	41.4	49.5	4.5	
	대학교 졸업 이상	664	5.1	35.8	52.7	6.3	

구분		N	전혀 그렇지 않다	그렇지 않다	그렇다	매우 그렇다	p
결혼 상태	기혼(유배우)	608	4.8	39.6	51.3	4.3	0.008
	이혼, 별거, 사별	120	5.8	43.3	47.5	3.3	
	미혼	277	4.7	31.0	54.5	9.7	
경제활동 여부	예	759	4.7	37.4	52.0	5.8	0.956
	아니요	246	5.3	38.6	50.8	5.3	
월평균 가구 소득	200만 원 미만	125	8.0	39.2	48.0	4.8	0.686
	200~500만 원	478	4.2	37.7	52.7	5.4	
	500만 원 이상	402	4.7	37.3	51.7	6.2	
수도권	수도권	522	3.6	36.6	53.8	5.9	0.186
	비수도권	483	6.2	38.9	49.5	5.4	
거주지역	동	888	4.8	36.8	52.5	5.9	0.413
	읍면	117	5.1	44.4	46.2	4.3	
정치 성향	매우 진보적	47	8.5	44.7	44.7	2.1	0.480
	진보적	221	5.9	41.2	47.1	5.9	
	중도적	505	4.4	36.0	53.9	5.7	
	보수적	198	4.5	33.8	55.6	6.1	
	매우 보수적	34	2.9	52.9	38.2	5.9	
주관적 건강 상태	매우 좋음	29	3.4	17.2	48.3	31.0	0.000
	좋은 편임	262	3.4	30.2	59.5	6.9	
	보통	468	5.1	41.9	49.4	3.6	
	안 좋은 편임	219	5.9	39.7	48.9	5.5	
	매우 안 좋음	27	7.4	44.4	44.4	3.7	

주: '필수적인 의료서비스 영역에 대해 충분히 제공하고 있다'에 대한 응답
출처: 본 연구의 '필수·공공의료에 대한 수요자 설문조사'

　우리나라 보건의료체계의 주요한 기능·역할과 관련된 6가지 항목 중 가장 부족한 것으로 나타난 '지역 간 격차'와 관련된 사항인 '의료서비스가 지역 간 차이 없이 제공되고 있다'에 대한 동의 여부를 응답자 특성별로 살펴본 결과, 정치 성향 및 주관적 건강 상태에 따라 유의미한 차이가 있는 것으로 확인되었다(〈표 5-11〉). 주관적 건강 상태에 따른 의료서비스의 지역 간 격차에 대해 느끼는 정도를 구체적으로 살펴보면, 스스로

건강 상태가 매우 좋다고 생각하는 응답자 중 48.3%(그렇다: 27.6%, 매우 그렇다: 20.7%)는 의료서비스가 지역 간 차이 없이 제공되고 있다는 의견에 동의하면서 평균치인 28.9%(그렇다: 24.4%, 매우 그렇다: 4.5%)보다 월등히 높은 비율을 보여주었으나, 건강 상태가 좋은 편이라고 생각하는 응답자 중에서 26.0%(그렇다: 21.8%, 매우 그렇다: 4.2%)만이 동의한다고 응답하여 상대적으로 가장 낮은 비율로 나타났다(〈표 5-11〉). '보통', '안 좋은 편임', '매우 안 좋음'의 건강 상태를 가진 응답자들도 각각 29.9%(그렇다: 26.7%, 매우 그렇다: 3.2%), 27.4% (그렇다: 21.9%, 매우 그렇다: 5.5%). 29.6%(그렇다: 25.9%, 매우 그렇다: 3.7%)가 동의한다고 나타나, 건강 상태가 좋은 편인 응답자들보다 다소 높거나 비슷한 비율로 동의하는 것으로 확인되었다(〈표 5-11〉).

〈표 5-11〉 응답자 특성별 우리나라의 보건의료체계에 대한 인식(지역 간 격차)

(단위: 명, %)

구분		N	전혀 그렇지 않다	그렇지 않다	그렇다	매우 그렇다	p
전체		1,005	25.4	45.8	24.4	4.5	
성	남자	514	24.3	46.3	24.1	5.3	0.580
	여자	491	26.5	45.2	24.6	3.7	
연령	19~34세	260	24.2	41.9	27.3	6.5	0.312
	35~44세	199	28.6	40.7	26.6	4.0	
	45~54세	217	25.8	45.6	23.5	5.1	
	55~64세	232	24.1	52.6	20.7	2.6	
	65~74세	97	23.7	50.5	22.7	3.1	
교육 수준	중학교 졸업 이하	10	0.0	60.0	30.0	10.0	0.257
	고등학교 졸업	331	22.7	49.8	23.3	4.2	
	대학교 졸업 이상	664	27.1	43.5	24.8	4.5	
결혼 상태	기혼(유배우)	608	25.7	47.9	23.0	3.5	0.245
	이혼, 별거, 사별	120	23.3	46.7	23.3	6.7	
	미혼	277	25.6	40.8	27.8	5.8	

구분		N	전혀 그렇지 않다	그렇지 않다	그렇다	매우 그렇다	p
경제활동 여부	예	759	24.1	46.0	25.6	4.3	0.276
	아니요	246	29.3	45.1	20.7	4.9	
월평균 가구 소득	200만 원 미만	125	24.8	40.8	31.2	3.2	0.063
	200~500만 원	478	24.1	45.0	27.0	4.0	
	500만 원 이상	402	27.1	48.3	19.2	5.5	
수도권	수도권	522	22.2	49.2	24.1	4.4	0.068
	비수도권	483	28.8	42.0	24.6	4.6	
거주지역	동	888	24.4	46.6	24.3	4.6	0.243
	읍면	117	32.5	39.3	24.8	3.4	
정치 성향	매우 진보적	47	38.3	40.4	14.9	6.4	0.003
	진보적	221	33.9	43.4	19.9	2.7	
	중도적	505	22.0	44.4	28.1	5.5	
	보수적	198	21.7	52.0	23.7	2.5	
	매우 보수적	34	23.5	52.9	14.7	8.8	
주관적 건강 상태	매우 좋음	29	20.7	31.0	27.6	20.7	0.012
	좋은 편임	262	27.1	46.9	21.8	4.2	
	보통	468	23.7	46.4	26.7	3.2	
	안 좋은 편임	219	26.5	46.1	21.9	5.5	
	매우 안 좋음	27	33.3	37.0	25.9	3.7	

주: '의료서비스가 지역 간 차이 없이 제공되고 있다'에 대한 응답
출처: 본 연구의 '필수·공공의료에 대한 수요자 설문조사'

우리나라 보건의료체계의 '접근성'에 관련된 사항인 '가까운 곳에서 필요한 진료를 제때 받을 수 있다'에 대한 동의 여부를 응답자 특성에 따라 살펴본 결과, 연령대, 결혼 상태, 수도권/비수도권, 거주지역, 정치 성향, 주관적 건강 상태에 따라 유의미한 차이가 있는 것으로 확인되었다(〈표 5-12〉). 연령대별 차이를 보면, 의료서비스의 접근성에 대해 긍정적인 의견이 가장 높은 비율을 나타낸 연령대는 '19~34세'로 58.5%(그렇다: 47.3%, 매우 그렇다: 11.2%)가 '가까운 곳에서 필요한 진료를 제때 받을 수 있다'는 의견에 동의하였다. '45~54세', '55~64세'에서도 전체 평균

과 비슷한 53.9%(그렇다: 50.2%, 매우 그렇다: 3.7%), 56.9%(그렇다: 54.3%, 매우 그렇다: 2.6%)가 의료서비스의 접근성에 대해 긍정적인 답변을 하였으며, 동의하는 비율이 가장 낮은 연령층은 '65~74세'로 과반에 다소 못 미치는 47.4%(그렇다: 40.2%, 매우 그렇다: 7.2%)만이 '가까운 곳에서 필요한 진료를 제때 받을 수 있다'는 의견에 동의하였다(〈표 5-12〉). 또한, 수도권/비수도권 거주 여부 및 거주지역(동/읍면)에 따라 의료서비스의 접근성의 차이가 확인되었는데, 이를 자세히 살펴보면, 수도권과 비수도권 거주에 따른 차이보다 동/읍면 거주에 따른 차이가 더 크게 나타났다(〈표 5-12〉). 수도권에 거주하는 응답자들의 경우 56.5%(그렇다: 49.0%, 매우 그렇다: 7.5%)가 의료서비스의 '접근성'에 대해 불편함을 느끼지 않고 있었으나, 비수도권에 거주하는 응답자들의 경우는 이보다 다소 낮은 비율인 52.0%(그렇다: 47.2%, 매우 그렇다: 4.8%)가 의료서비스의 '접근성'에 불편함이 없다고 대답하였다(〈표 5-12〉). 동 지역과 읍면 지역 거주에 따른 차이를 살펴보면, 그 격차다 좀 큰 것으로 확인되는데, 동 지역에 거주하는 경우 55.9%(그렇다: 49.3%, 매우 그렇다: 6.5%)가 '가까운 곳에서 필요한 진료를 제때 받을 수 있다'는 의견에 대해 동의하였으나, 읍면지역에 거주하는 경우 42.7%(그렇다: 39.3%, 매우 그렇다: 3.4%)가 해당 의견에 동의하면서 두 집단 간에 큰 차이를 보였다(〈표 5-12〉). 이는 앞에서 살펴본 의료서비스의 '지역 간 격차'에 대한 결과와 일맥상통하는 것으로 보인다.

주관적 건강 상태에 따른 의료서비스의 접근성 차이를 살펴보면, 본인의 건강 상태가 매우 좋다고 생각하는 응답자들이 나머지 응답자들과 비교하여 월등히 높은 비율로 '접근성'에 어려움을 느끼지 않고 있는 것을 확인할 수 있다(〈표 5-12〉). 자신의 건강 상태를 '매우 좋음'이라고 한 응답자 중 82.8%(그렇다: 48.3%, 매우 그렇다: 34.5%)가 '가까운 곳에서 필요한 진료를 제때 받을 수 있다'는 의견에 동의한다고 대답하였는데, 이는 나머지 응답자들이 최저 50.9%(그렇다: 46.8%, 매우 그렇다: 4.1%)에서 최고 58.4%(그렇다: 51.1%, 매우 그렇다: 7.3%)의 분포를 보이는 것과 비교했을 때 상대적으로 매우 높은 비율임을 알 수 있다(〈표 5-12〉).

〈표 5-12〉 응답자 특성별 우리나라의 보건의료체계에 대한 인식(접근성)

(단위: 명, %)

구분		N	전혀 그렇지 않다	그렇지 않다	그렇다	매우 그렇다	p
전체		1,005	8.6	37.1	48.2	6.2	
성	남자	514	9.1	33.9	50.2	6.8	0.169
	여자	491	7.9	40.5	46.0	5.5	
연령	19~34세	260	9.2	32.3	47.3	11.2	0.005
	35~44세	199	11.1	39.2	43.7	6.0	
	45~54세	217	8.3	37.8	50.2	3.7	
	55~64세	232	6.0	37.1	54.3	2.6	
	65~74세	97	8.2	44.3	40.2	7.2	
교육 수준	중학교 졸업 이하	10	0.0	30.0	70.0	0.0	0.554
	고등학교 졸업	331	10.0	36.0	48.9	5.1	
	대학교 졸업 이상	664	8.0	37.8	47.4	6.8	
결혼 상태	기혼(유배우)	608	7.2	38.5	49.8	4.4	0.027
	이혼, 별거, 사별	120	8.3	38.3	45.8	7.5	
	미혼	277	11.6	33.6	45.5	9.4	
경제활동 여부	예	759	7.6	36.8	49.7	5.9	0.179
	아니요	246	11.4	38.2	43.5	6.9	
월평균 가구 소득	200만 원 미만	125	11.2	35.2	48.8	4.8	0.614
	200~500만 원	478	9.4	38.1	46.4	6.1	
	500만 원 이상	402	6.7	36.6	50.0	6.7	
수도권	수도권	522	6.1	37.4	49.0	7.5	0.014
	비수도권	483	11.2	36.9	47.2	4.8	

구분		N	전혀 그렇지 않다	그렇지 않다	그렇다	매우 그렇다	p
거주지역	동	888	8.1	36.0	49.3	6.5	0.047
	읍면	117	12.0	45.3	39.3	3.4	
정치 성향	매우 진보적	47	19.1	27.7	40.4	12.8	0.048
	진보적	221	10.4	35.7	49.8	4.1	
	중도적	505	7.5	39.4	45.7	7.3	
	보수적	198	7.1	34.3	54.0	4.5	
	매우 보수적	34	5.9	41.2	50.0	2.9	
주관적 건강 상태	매우 좋음	29	3.4	13.8	48.3	34.5	0.000
	좋은 편임	262	9.9	31.7	51.1	7.3	
	보통	468	6.4	42.7	46.8	4.1	
	안 좋은 편임	219	11.4	35.2	47.5	5.9	
	매우 안 좋음	27	14.8	33.3	48.1	3.7	

주: '가까운 곳에서 필요한 진료를 제때 받을 수 있다'에 대한 응답
출처: 본 연구의 '필수·공공의료에 대한 수요자 설문조사'

'큰 경제적 부담을 느끼지 않고 필요한 의료서비스를 받을 수 있다'에 대한 동의 여부를 응답자 특성별로 살펴본 결과, 성별, 연령대, 결혼 상태, 수도권/비수도권, 주관적 건강 상태에 따라 유의미한 차이가 있는 것으로 확인되었다(〈표 5-13〉). 연령대별 차이를 살펴보면, 연령대가 증가할수록 의료서비스 이용 시 경제적 부담이 커지는 추세를 보였는데, 이는 일반적으로 연령이 증가할수록 의료서비스에 대한 필요도와 이용 빈도가 높아지는 것과 관련이 있는 것으로 보인다(〈표 5-13〉). 이를 자세히 살펴보면, '19세~34세'의 경우 '큰 경제적 부담을 느끼지 않고 필요한 의료서비스를 받을 수 있다'에 대해 61.9%(그렇다: 47.3%, 매우 그렇다: 14.6%)가 동의한다고 하였고, '35~44세'는 53.8%(그렇다: 47.2%, 매우 그렇다: 6.5%), '45~54세'는 49.8%(그렇다: 42.9%, 매우 그렇다: 6.9%), '55~64세'는 42.2%(그렇다: 38.8%, 매우 그렇다: 3.4%)로 동의

하는 비율이 점점 줄어들다가 '65~74세'에서는 41.2%(그렇다: 35.1%, 매우 그렇다: 6.2%)까지 동의하는 응답자의 비율이 줄어드는 것을 확인할 수 있다(〈표 5-13〉). 또한, 주관적 건강 상태에 따라서도 유의미한 차이가 나타났는데, 건강 상태를 '매우 좋음'이라고 한 응답자들의 경우 상당히 높은 만족도를 보였으나, 건강 상태가 '매우 나쁨'으로 갈수록 순차적으로 그 만족도가 줄어드는 추세를 보였다(〈표 5-13〉). 이를 자세히 살펴보면, 건강 상태가 '매우 좋음'인 경우 큰 경제적 부담을 느끼지 않고 필요한 의료서비스를 받을 수 있다'에 대해 82.8%(그렇다: 41.4%, 매우 그렇다: 41.4%)가 동의하였지만, '좋은 편임'인 응답자들은 63.4%(그렇다: 51.9%, 매우 그렇다: 11.5%), '보통'인 응답자들은 47.4%(그렇다: 43.4%, 매우 그렇다: 4.1%), '안 좋은 편임'인 응답자들은 41.6%(그렇다: 32.9%, 매우 그렇다: 8.7%)로 점차 동의하는 비율이 낮아지다가 '매우 안 좋음'이라고 한 응답자들은 40.7%(그렇다: 40.7%, 매우 그렇다: 0.0%)만이 동의하였다(〈표 5-13〉).

〈표 5-13〉 응답자 특성별 우리나라의 보건의료체계에 대한 인식(보장성)

(단위: 명, %)

구분		N	전혀 그렇지 않다	그렇지 않다	그렇다	매우 그렇다	p
전체		1,005	10.0	38.9	43.2	8.0	
성	남자	514	10.3	34.6	44.9	10.1	0.007
	여자	491	9.6	43.4	41.3	5.7	
연령	19~34세	260	6.2	31.9	47.3	14.6	0.000
	35~44세	199	11.1	35.2	47.2	6.5	
	45~54세	217	11.1	39.2	42.9	6.9	
	55~64세	232	11.2	46.6	38.8	3.4	
	65~74세	97	12.4	46.4	35.1	6.2	
교육 수준	중학교 졸업 이하	10	0.0	50.0	50.0	0.0	0.161

구분		N	전혀 그렇지 않다	그렇지 않다	그렇다	매우 그렇다	p
	고등학교 졸업	331	12.7	41.4	38.7	7.3	
	대학교 졸업 이상	664	8.7	37.5	45.3	8.4	
결혼 상태	기혼(유배우)	608	10.9	41.1	42.6	5.4	0.008
	이혼, 별거, 사별	120	9.2	36.7	45.0	9.2	
	미혼	277	8.3	35.0	43.7	13.0	
경제활동 여부	예	759	9.6	37.4	45.6	7.4	0.056
	아니요	246	11.0	43.5	35.8	9.8	
월평균 가구 소득	200만 원 미만	125	12.8	42.4	41.6	3.2	0.202
	200~500만 원	478	10.0	39.3	43.3	7.3	
	500만 원 이상	402	9.0	37.3	43.5	10.2	
수도권	수도권	522	9.2	35.2	46.7	8.8	0.036
	비수도권	483	10.8	42.9	39.3	7.0	
거주지역	동	888	9.9	38.9	43.5	7.8	0.917
	읍면	117	10.3	39.3	41.0	9.4	
정치 성향	매우 진보적	47	12.8	42.6	36.2	8.5	0.896
	진보적	221	8.6	38.5	46.2	6.8	
	중도적	505	9.1	39.8	42.6	8.5	
	보수적	198	12.1	35.4	44.4	8.1	
	매우 보수적	34	14.7	44.1	35.3	5.9	
주관적 건강 상태	매우 좋음	29	3.4	13.8	41.4	41.4	0.000
	좋은 편임	262	6.5	30.2	51.9	11.5	
	보통	468	9.8	42.7	43.4	4.1	
	안 좋은 편임	219	14.2	44.3	32.9	8.7	
	매우 안 좋음	27	18.5	40.7	40.7	0.0	

주: '큰 경제적 부담을 느끼지 않고 필요한 의료서비스를 받을 수 있다'에 대한 응답
출처: 본 연구의 '필수·공공의료에 대한 수요자 설문조사'

'의료의 질'에 관련한 사항인 '질 높은 의료서비스를 받을 수 있다'에 대한 동의 여부를 응답자 특성별로 살펴본 결과, 연령대별, 결혼 상태별, 가구소득별, 수도권/비수도권, 주관적 건강 상태별로 유의한 차이가 확인되었다. 연령대별로는 '19~34세'가 '질 높은 의료서비스를 받을 수 있다'

에 동의하는 비율이 73.8%(그렇다: 55.4%, 매우 그렇다: 18.5%)로 다른 응답자들보다 월등히 높은 만족도를 보여주었으며, '의료의 질'에 대한 만족도가 상대적으로 가장 낮은 연령층은 '55~64세'로 50.0%(그렇다: 47.0%, 매우 그렇다: 3.0%)의 비율을 보였다(〈표 5-14〉). 가구 소득에 따른 차이를 살펴보면, 월평균 가구 소득이 '200만 원 미만'인 저소득층에서는 응답자의 52.0%(그렇다: 47.2%, 매우 그렇다: 4.8%)가 의료서비스의 질에 만족하고 있다고 응답하였으며, '200~500만 원'인 중간 소득층에서는 59.4%(그렇다: 50.4%, 매우 그렇다: 9.0%), 그리고 '500만 원 이상'인 고소득층에서는 67.4%(그렇다: 56.7%, 매우 그렇다: 10.7%)가 '의료의 질'에 만족한다는 의견을 나타냈다(〈표 5-14〉).

  수도권에 거주하는 응답자들과 비수도권에 거주하는 응답자들의 만족도에도 차이가 있었는데, 수도권에 거주하는 응답자들의 경우 66.1%(그렇다: 55.2%, 매우 그렇다: 10.9%)가 '의료의 질'에 만족하고 있었으나, 비수도권에 거주하는 응답자들은 56.9%(그렇다: 49.7%, 매우 그렇다: 7.2%)가 만족한다고 답하면서 두 집단 간에 9.2%p의 차이를 보였다(〈표 5-14〉). 주관적 건강 상태에 따라서도 '의료의 질'에 대한 만족도에 차이가 있었는데, 건강 상태를 '매우 좋음' 또는 '좋은 편임'이라고 한 응답자들의 경우 상당히 높은 만족도를 보였으나, 건강 상태가 '보통', '안 좋은 편임', '매우 나쁨'이라고 한 응답자들의 경우 상대적으로 낮은 만족도를 보여주었다(〈표 5-14〉).

〈표 5-14〉 응답자 특성별 우리나라의 보건의료체계에 대한 인식(의료의 질)

(단위: 명, %)

구분		N	전혀 그렇지 않다	그렇지 않다	그렇다	매우 그렇다	p
전체		1,005	5.8	32.5	52.5	9.2	
성	남자	514	6.4	30.2	53.1	10.3	0.240
	여자	491	5.1	35.0	51.9	7.9	
연령	19~34세	260	4.2	21.9	55.4	18.5	0.000
	35~44세	199	7.5	26.6	57.3	8.5	
	45~54세	217	5.1	36.9	51.6	6.5	
	55~64세	232	6.5	43.5	47.0	3.0	
	65~74세	97	6.2	37.1	50.5	6.2	
교육 수준	중학교 졸업 이하	10	0.0	50.0	50.0	0.0	0.249
	고등학교 졸업	331	5.7	36.3	51.1	6.9	
	대학교 졸업 이상	664	5.9	30.4	53.3	10.4	
결혼 상태	기혼(유배우)	608	5.3	34.7	54.1	5.9	0.000
	이혼, 별거, 사별	120	7.5	36.7	47.5	8.3	
	미혼	277	6.1	26.0	51.3	16.6	
경제활동 여부	예	759	5.5	31.9	53.9	8.7	0.476
	아니요	246	6.5	34.6	48.4	10.6	
월평균 가구 소득	200만 원 미만	125	10.4	37.6	47.2	4.8	0.013
	200~500만 원	478	5.6	34.9	50.4	9.0	
	500만 원 이상	402	4.5	28.1	56.7	10.7	
수도권	수도권	522	4.4	29.5	55.2	10.9	0.008
	비수도권	483	7.2	35.8	49.7	7.2	
거주지역	동	888	5.2	32.9	52.5	9.5	0.128
	읍면	117	10.3	29.9	53.0	6.8	
정치 성향	매우 진보적	47	10.6	34.0	44.7	10.6	0.506
	진보적	221	6.3	30.3	55.2	8.1	
	중도적	505	4.4	34.3	52.3	9.1	
	보수적	198	6.1	30.8	53.0	10.1	
	매우 보수적	34	14.7	29.4	47.1	8.8	
주관적 건강 상태	매우 좋음	29	6.9	13.8	44.8	34.5	0.000
	좋은 편임	262	4.2	23.7	60.7	11.5	
	보통	468	6.8	35.7	51.1	6.4	
	안 좋은 편임	219	5.0	38.8	46.6	9.6	
	매우 안 좋음	27	7.4	33.3	55.6	3.7	

주: '질 높은 의료서비스를 받을 수 있다'에 대한 응답
출처: 본 연구의 '필수·공공의료에 대한 수요자 설문조사'

5. 공공보건의료기관에 대한 인식

가. 국립대학교병원의 역할에 대한 견해와 경험

공공보건의료기관이면서 대학병원인 동시에 대부분이 상급종합병원인 국립대학교병원에 대한 일반 국민의 인식을 파악하기 위해 '국립대학교병원의 역할'에 관한 견해와 경험에 대해 질문하였다. 먼저, '국립대학교병원의 역할'에 관한 견해를 알아보기 위해 '관련 법률과 정책에서 규정하고 있는 국립대학교병원이 해야 하는 8가지 주요 역할'에 대한 각각의 중요도를 0~10점 척도에 따라 답하도록 하였다. 국립대학교병원이 해야 하는 8가지 주요 역할의 중요도에 대한 답변을 살펴보면 응답자의 10명 중 8명 이상이 '지역 주민들의 질병 예방, 건강증진, 보건교육에 관한 사업'을 제외한 7가지 역할에 대해 중요(0~10점 척도 기준 6점 이상)하다고 답한 것으로 나타났는데, 이는 일반 국민의 대다수가 관련 법률과 정책에서 규정하고 있는 '국립대학교병원이 해야 하는 주요 역할에 대체적으로 동의하는 것을 시사한다([그림 5-11]). 한편, 일반 국민이 생각하기에 상대적으로 중요도가 낮은 역할은 '지역 주민들의 질병 예방, 건강증진, 보건교육에 관한 사업(중요함: 43.6%, 매우 중요함: 23.7%)'과 '취약계층에 대한 의료 지원(중요함: 40.3%, 매우 중요함: 41.2%)'으로 확인되었다([그림 5-11]).

[그림 5-11] 국립대학교병원의 주요 역할별 중요도

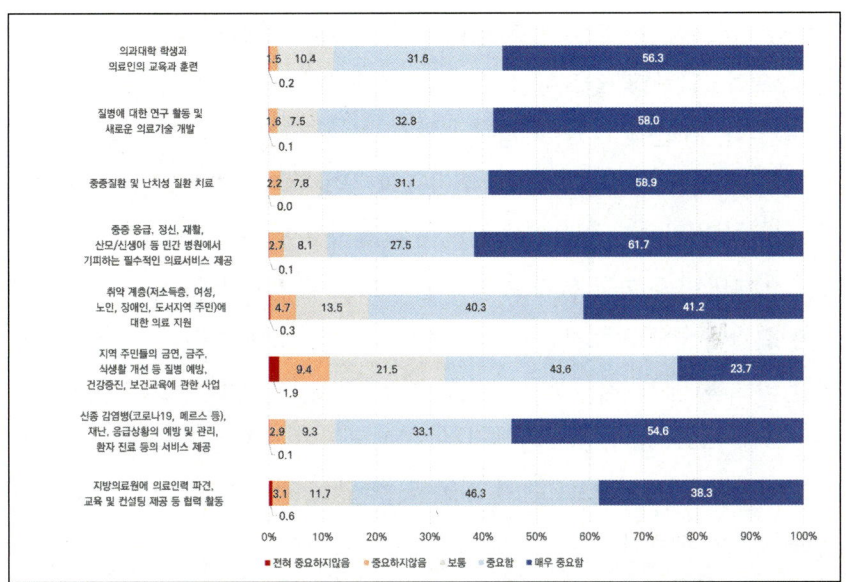

주: 전혀 중요하지 않음(중요도를 0~10점 척도로 질문하였을 때 0~1로 응답), 중요하지 않음(중요도를 0~10점 척도로 질문하였을 때 2~4로 응답), 보통(중요도를 0~10점 척도로 질문하였을 때 5로 응답), 중요함(중요도를 0~10점 척도로 질문하였을 때 6~8로 응답), 매우 중요함(중요도를 0~10점 척도로 질문하였을 때 9~10으로 응답)
출처: 본 연구의 '필수·공공의료에 대한 수요자 설문조사'

다음으로, 국립대학교병원의 역할 수행에 대한 일반 국민의 경험을 알아보기 위해 관련 법률과 정책에서 규정하고 있는 '국립대학교병원이 해야 하는 8가지 주요 역할'에 대한 수행 정도를 0~10점 척도에 따라 답하도록 하였다. 국립대학교병원이 해야 하는 8가지 주요 역할에 대한 수행 정도에 관한 답변을 살펴보면, 응답자의 10명 중 6명 이상이 '의과대학 학생과 의료인의 교육과 훈련', '질병에 대한 연구 활동 및 새로운 의료기술 개발', '중증질환 및 난치성 질환 치료', '중증 응급, 정신, 재활, 산모/신생아 등 민간 병원에서 기피하는 필수적인 의료서비스 제공', '신종 감염병, 재난, 응급상황의 예방 및 관리, 환자 진료 등의 서비스 제공'의 5가지 역할을 잘 수행(0~10점 척도 기준 6점 이상)하고 있다고 답한 것으로 나타났다([그림 5-12]). 이를 통해 국립대학교병원들의 주요 기능 및 역할 중 교육, 연구 및 진료에 관해서 일반 국민이 어느 정도 만족하는 것을 알 수 있다. 반면에, '취약 계층에 대한 의료 지원(잘하고 있음: 40.5%, 매우 잘하고 있음: 6.3%)', '지역 주민들의 질병 예방, 건강증진, 보건교육에 관한 사업(잘하고 있음: 41.1%, 매우 잘하고 있음: 8.6%)'에 대해서는 절반 이하만이 잘하고 있다고 응답한 것으로 확인된다([그림 5-12]). 이러한 결과는 공공의료기관이 감당해야 하는 주요한 역할인 취약 계층에 대한 의료 지원 및 지역사회를 위한 질병 예방, 건강증진, 보건교육 등의 공공보건의료사업 수행에 관해서는 일반 국민이 느끼는 만족도가 상대적으로 낮음을 시사하므로, 관련 기능 및 역할을 강화하기 위한 노력이 필요할 것으로 보인다.

[그림 5-12] 국립대학교병원의 주요 역할별 수행 정도

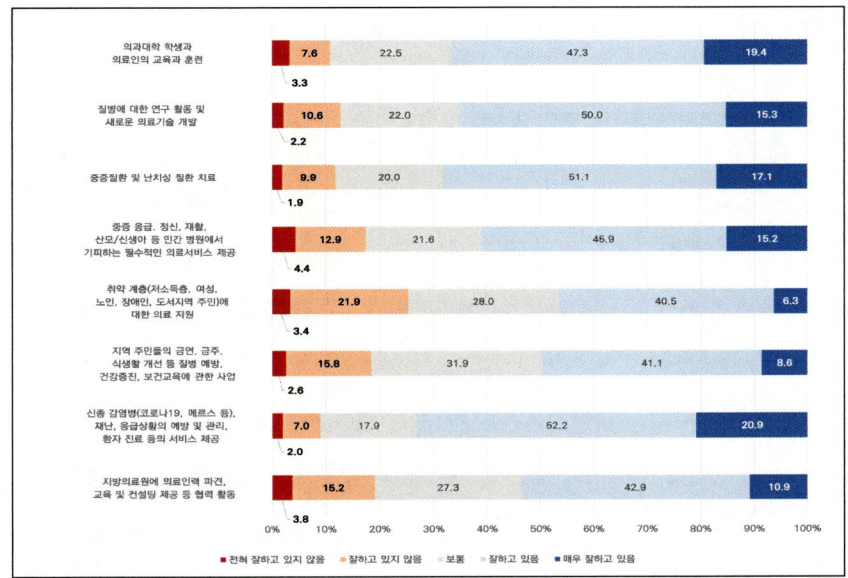

주: 전혀 잘하고 있지 않음(수행 정도를 0~10점 척도로 질문하였을 때 0~1로 응답), 잘하고 있지 않음(수행 정도를 0~10점 척도로 질문하였을 때 2~4로 응답), 보통(수행 정도를 0~10점 척도로 질문하였을 때 5로 응답), 잘하고 있음(수행 정도를 0~10점 척도로 질문하였을 때 6~8로 응답), 매우 잘하고 있음(수행 정도를 0~10점 척도로 질문하였을 때 9~10으로 응답)
출처: 본 연구의 '필수·공공의료에 대한 수요자 설문조사'

나. 지방의료원의 역할에 대한 견해와 경험

공공보건의료기관인 지방의료원에 대한 일반 국민의 인식을 파악하기 위해 '지방의료원의 역할'에 대한 견해와 경험에 대해 질문하였다. 먼저, '지방의료원의 역할'에 대한 견해를 알아보기 위해 '관련 법률과 정책에서 규정하고 있는 지방의료원이 해야 하는 9가지 주요 역할'에 대한 각각의 중요도를 0~10점 척도 따라 답하도록 하였다. 지방의료원이 해야 하는 9가지 주요 역할의 중요도에 대한 답변을 살펴보면, 응답자 10명 중 7명 이상이 9가지 역할 전부에 대해 중요(0~10점 척도 기준 6점 이상)하다고 답한 것으로 나타났는데, 이는 일반 국민의 대다수가 관련 법률과

정책에서 규정하고 있는 '지방의료원이 해야 하는 주요 역할'에 동의하는 것을 시사한다([그림 5-13]).

[그림 5-13] 지방의료원의 주요 역할별 중요도

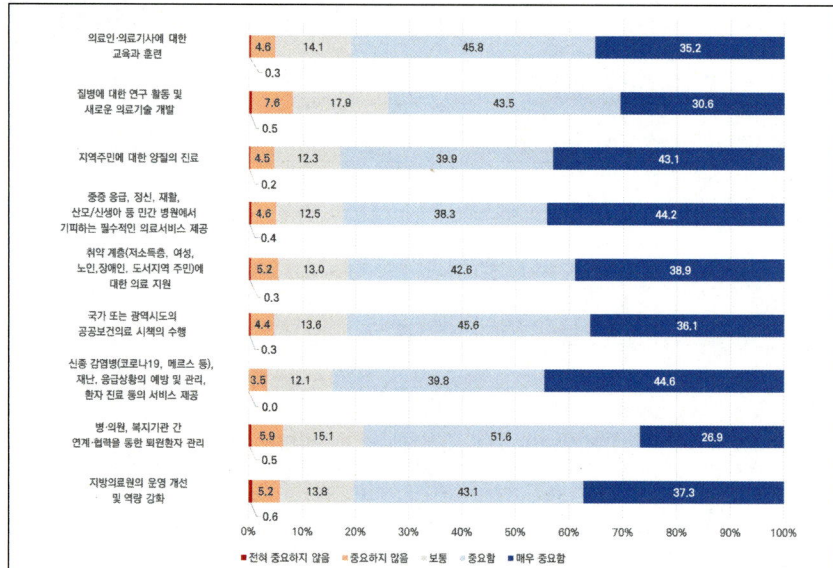

주: 전혀 중요하지 않음(중요도를 0~10점 척도로 질문하였을 때 0~1로 응답), 중요하지 않음(중요도를 0~10점 척도로 질문하였을 때 2~4로 응답), 보통(중요도를 0~10점 척도로 질문하였을 때 5로 응답), 중요함(중요도를 0~10점 척도로 질문하였을 때 6~8로 응답), 매우 중요함(중요도를 0~10점 척도로 질문하였을 때 9~10으로 응답)
출처: 본 연구의 '필수·공공의료에 대한 수요자 설문조사'

다음으로, 지방의료원의 역할 수행에 대한 일반 국민의 경험을 알아보기 위해 관련 법률과 정책에서 규정하고 있는 '지방의료원이 해야 하는 9가지 주요 역할'에 대한 수행 정도를 0~10점 척도에 따라 답하도록 하였다. 우선 지방의료원이 해야 하는 9가지 주요 역할 중 교육, 연구 및 진료에 대한 수행 정도를 살펴보면 '신종 감염병(코로나19, 메르스 등), 재난, 응급상황의 예방 및 관리, 환자 진료 등의 서비스 제공'을 제외하고는 응답자의 과반수이지만 10명 중 6명 미만이 해당 역할에 대해 잘 수행

(0~10점 척도 기준 6점 이상)하고 있다고 답한 것으로 나타났다([그림 5-14]). 이는 국립대학교병원들의 교육, 연구 및 진료 기능 및 역할에 대한 수행 정도에 비교하여 상대적으로 낮은 수준으로 지방의료원의 교육, 연구 및 진료 기능 및 역할을 강화하기 위한 노력이 필요한 것을 시사한다. 한편, 공공의료기관이 감당해야 하는 주요한 역할인 취약 계층에 대한 의료 지원, 병·의원, 복지기관 간 연계·협력을 통한 퇴원환자 관리 및 국가 또는 광역시도의 공공보건의료 시책의 수행 등에 관해서도 응답자의 과반수이지만 10명 중 6명 미만이 해당 역할에 대해 잘 수행하고 있다고 답한 것으로 확인되어, 관련 기능 및 역할을 강화하기 위한 노력이 필요할 것으로 보인다([그림 5-14]).

[그림 5-14] 지방의료원의 주요 역할별 수행 정도

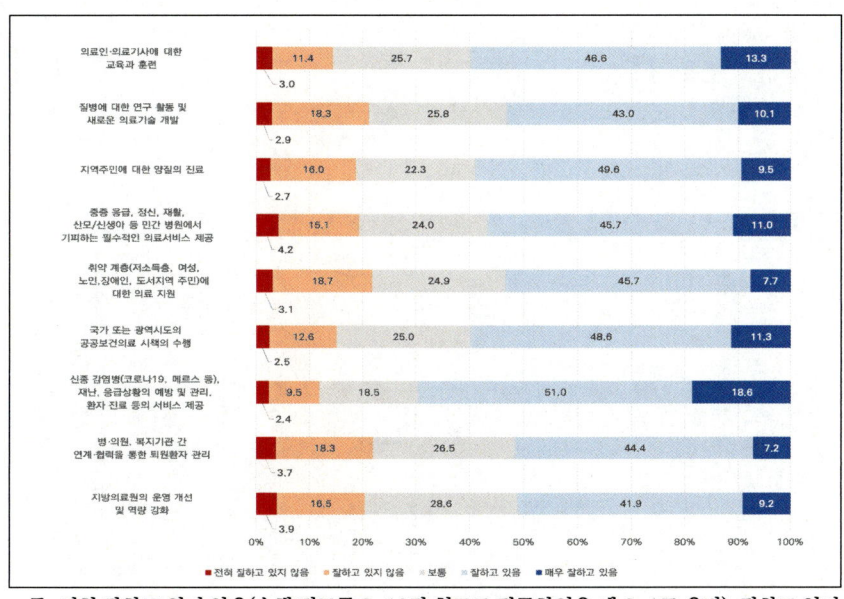

주: 전혀 잘하고 있지 않음(수행 정도를 0~10점 척도로 질문하였을 때 0~1로 응답), 잘하고 있지 않음(수행 정도를 0~10점 척도로 질문하였을 때 2~4로 응답), 보통(수행 정도를 0~10점 척도로 질문하였을 때 5로 응답), 잘하고 있음(수행 정도를 0~10점 척도로 질문하였을 때 6~8로 응답), 매우 잘하고 있음(수행 정도를 0~10점 척도로 질문하였을 때 9~10으로 응답)
출처: 본 연구의 '필수·공공의료에 대한 수요자 설문조사'

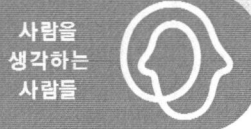

제6장

필수·공공보건의료 발전 방향 및 과제

제6장 필수·공공보건의료 발전 방향 및 과제

지금까지의 고찰 및 분석 결과를 토대로 우리나라 필수공공보건의료의 발전을 위한 쟁점을 5가지로 도출하였으며, 쟁점을 중심으로 필수공공보건의료 발전 방향 및 과제를 다음과 같이 제시하고자 한다.

1. 사회적 맥락을 고려한 정책 개발과 공감대 형성

보건의료정책이 그 목표한 바를 달성하려면 사회문화 및 정치경제적 맥락에 대한 충분한 고려가 이루어져야 한다. 이를 위해서는 정책 수립 및 추진 과정에서 의료 공급자 및 일반 국민을 포함한 이해당사자들의 의견을 폭넓게 수렴하고 충분한 소통을 통해 사회적 공감대를 형성하는 과정이 반드시 필요하다. 앞에서 살펴본 보건의료체계를 바라보는 관점의 변화와 제도 개혁에 대한 논의, 그리고 국내 필수공공보건의료에 대한 전문가 심층면접조사 및 일반 국민을 대상으로 한 설문조사 결과를 통해서도 사회적 맥락과 공감대 형성의 중요성을 확인할 수 있었다. 최병호 등(2005)은 제도의 개혁은 끊임없이 지속되어야 하고 한 번에 끝나는 완전한 개혁은 없다고 하면서, 그 주요한 이유로 제도를 둘러싼 여건이 계속 변할 뿐만 아니라 당초 의도한 바대로 개혁이 이뤄지지 않기 때문이라고 하였다(최병호 등, 2005, p.272). 또한, 제도 개혁의 방향은 집권 정당의 이념에 따라 달라지기도 하고, 다양한 이해관계자들의 뜻에 따라 좌절되거나 탄력을 받기도 한다고 하였으며, 이러한 현상은 다른 국가에서도 비슷하게 나타나고 있다고 하였다(최병호 등, 2005, p.272). 이와 더불어, 이해당사자들의 정치적 이해관계로 인해 과감한 개혁 조치 같은 거시적

개혁보다는 이해관계의 다양성과 상호작용을 감안한 미시적이고 종합적인(패키지화된) 정책이 실효성을 얻을 수 있다고 하였다(최병호 등, 2005, p.272).

우리나라는 중앙정부 부처인 보건복지부가 강력하게 공공보건의료 강화를 주장하고 관련한 대책들을 지속적으로 수립하고 추진하여 왔으나, 한편에서는 의료 산업화 및 상업화 정책이 신자유주의와 규제 완화라는 거대한 흐름과 함께 더 빠르게 추진되는 것을 경험하였다. 또한, 보수 정부가 집권한 시기임에도 복지국가에 대한 논의가 사회적으로 이뤄졌을 경우에는 건강보험 보장성 확대 정책이 어느 때보다도 강력하게 추진되는 것 또한 확인할 수 있었다. 따라서 필수·공공보건의료 정책을 포함한 보건의료정책이 목표한 바를 달성하기 위해서는 사회 전반에 걸친 공감대를 형성하는 노력이 함께 이루어져야 할 것이다. 이러한 사회적 공감대 형성을 위해서는 보건의료 체계 및 관련 정책에 대한 정보의 비대칭 해소를 위한 정보 제공의 투명성, 보건의료정책 의사결정 과정의 투명성 및 이해당사자 간 피드백과 소통 과정 제도화 등을 통해 보건의료정책의 수립 및 수행 과정이 보다 투명하게 이루어져야 한다. 또한, 보건의료정책을 수립하고 실행하는 과정에서 일반 국민의 필요와 요구를 적극적으로 청취·수렴하고, 의사결정 과정에서 국민의 의견을 반영하고 참여를 확대시키려는 노력이 필요하다.

2. 정책 용어의 개념 정의와 정립을 위한 사회적 합의

공공보건의료의 정의 및 개념에 대해서는 다양한 의견이 존재하기는 했으나 이론적, 학술적 논의가 상대적으로 많이 이루어져 있고, 법제도 측면의 정의가 이루어진 상태라 필수의료에 비해 논란의 소지가 적다고 판단된다. 반면에, 필수의료는 국내외적으로 관련한 학술적 논의 및 연구가 매우 부족하여 이론적, 학술적 정의를 찾기 어렵고, 임상적으로도 필수의료에 대한 합의된 개념 및 범위 역시 찾기 힘든 상황이다. 선행연구 고찰 및 전문가 심층면접조사에서 확인한 바와 같이 필수의료는 규범적이고 정책적인 개념에 가깝고 정치적·사회 문화적·이념적 가치 및 맥락에 따라 다양하게 정의할 수 있으므로 사회적 합의를 거쳐 개념을 정의하는 것이 필수적이다. 하지만 본 연구에서 수행한 일반 국민을 대상으로 한 설문조사 결과에서 응답자의 10명 중 4명이 건강보험을 통해 제공되는 의료서비스 전체를 필수의료의 범위로 인식하고 있음이 확인되었고, 전문가 심층면접조사에 응답한 대다수의 전문가들은 필수의료는 아직까지도 사회적 합의가 이뤄지지 않은 개념이기 때문에 이를 정책적 용어로 사용하는 것이 갈등을 야기시킬 가능성이 높다는 의견을 제시하는 등 필수의료라는 정책 용어에 대한 개념 정의와 정립을 위한 사회적 합의가 충분하지 않은 것을 확인할 수 있었다.

필수의료와 같이 이론적, 학술적 근거가 부족하고 사회적 합의가 이뤄지지 않았을 뿐만 아니라 사회적 합의를 통한 개념 정의가 이뤄지기 어려운 용어를 주요한 정책 아젠다로 사용하는 경우에는 갈등이 더욱 심화될 가능성이 크다. 그러므로 관련 정책을 수립하고 추진하는 과정에서 주요한 정책 용어에 대한 사회적 합의를 도출하기 위해 주요 이해당사자들과의 투명하고 적극적인 소통이 이루어져야 한다. 다시 말해, 정부, 의료 공급자, 그리고 이용자인 일반 국민 간의 개념 정의에 대한 합의는 정책을 수립하고 추진하는 데 매우 중요한 과정이다. 그런데 지금까지 필수의료 정책을 추진하면서 이러한 과정의 중요성은 간과되어 왔다. 이에, 의료 공급자 및 일반 국민을 대상으로 한 충분한 의견수렴 및 소통을 통해 우리나라 상황을 고려한 정책적 측면의 필수의료 분야 및 범위를 설정하고,

관련 정책의 우선순위에 대한 공감대 형성을 기반으로 정책 수립 및 추진이 이루어져야 할 것이다.

3. 보건의료 자원 개발과 관리

우리나라의 보건의료정책에서 보건의료 자원의 핵심 자원에 해당하는 보건의료인력, 의료기관 및 병상 관리 정책이 매우 미흡한 것으로 확인되었다. 이에, 보건의료인력, 의료기관 및 병상 관리에 대한 실효성 있는 대책 마련 및 추진이 필요하다. 우선, 보건의료인력의 수급 및 관리를 위해서는 기피 의료 전공에 관한 선택 동기 부여를 위해 의료사고에 대한 부담을 완화하는 제도를 마련하는 것이 필요할 것으로 보이며, 수련 과정에 관한 국가 책임제와 수련 프로그램 내실화 및 다양화도 이루어져야 할 것으로 보인다. 또한, 인력 관리와 관련해서는 미래 세대가 선택할 만한 상급종합병원 근무 및 필수의료과 전공을 유인할 수 있는 성공 모형을 개발하고 이를 제시할 필요가 있어 보인다.

병상 관리에 관해서는 지역별 및 의료기관 종별 병상 자원의 불균형을 해소하기 위한 적극적인 대책 마련이 필요한데, 우선적으로 병상 관리에 대한 중앙정부 차원에서의 보다 적극적인 개입이 필요해 보인다. 병상 관리에 관한 현행법에 따르면, 중앙정부가 병상 수급에 대한 기본 시책을 수립하고, 시도 단위에서는 중앙정부의 기본 시책에 따라 지역병상수급계획을 수립하여야 한다. 하지만 시도 단위의 지역병상수급계획이 중앙정부의 기본 시책에 부합하지 않더라도 보건복지부장관은 조정 권고에 대한 권한만을 가지고 있어 중앙정부의 실제적인 권한 및 역할이 부족한 상황이다. 이와 더불어 의료기관 종별 구분 및 그에 따른 의료기관 종별 수가 가산제도는 개별 의료기관이 병상을 늘리는 유인책으로 작용하고 있으므로 이에 대한 개선이 필요해 보인다. 이에, 중앙정부의 병상 관리 권한 강화 및 의료기관에 대한 실효성 있는 병상 규제 방안 마련이 필요하다. 또한, 향후 병상 관리 정책을 추진하는 과정에서 한계 의료법인의 합리적 퇴출 구조 마련과 취약지에 일차의료기관을 개설할 수 있도록 시설 임대비 및 관리비, 간호사 인건비를 지원하고 공적 의료서비스 제공 업무를 배정하는 등의 지원 방안에 대한 고민도 필요할 것이다.

4. 진료권과 의료전달체계

필수·공공의료 강화에 앞서 우리나라 보건의료의 가장 시급하고 중요한 문제인 진료권 확립과 의료전달체계 개선이 이루어져야 한다. 앞에서 살펴본 바와 같이, 그간의 우리나라 보건의료정책의 대부분은 보장성 강화를 중심으로 한 접근성 향상에 초점을 맞추어 이루어짐에 따라 진료권과 의료전달체계 정립에 대한 대책은 매우 부족하였다. 우리나라 보건의료체계의 지속적인 문제인 의료 이용자의 수도권 쏠림 및 경증환자의 대형 병원 쏠림 문제 역시 진료권과 의료전달체계에 대한 개선으로 해결책을 모색해야 할 것으로 판단된다. 이를 개선하기 위해서는 경증 질환 및 만성질환 관리를 위한 상급종합병원 이용을 제한하는 정책이 적극적으로 추진되어야 할 것이다. 구체적으로 경증 질환 치료 및 만성질환 관리를 위한 상급종합병원 방문을 줄이기 위해 의료 이용자의 본인부담률을 상향 조정하여 비용 부담을 늘리는 등, 중증도가 낮은 질환이나 환자가 불필요하게 대형 병원을 이용하는 것을 억제하는 정책을 지속적으로 추진해야 한다. 이와 함께, 의료 이용자를 대상으로 한 인센티브 제도를 도입할 필요도 있어 보인다. 경증 질환 치료나 만성질환 관리에 대한 의료 이용에 대해 의료 이용자가 의원이나 보건소 등의 일차의료기관을 먼저 방문하면 금전적 인센티브를 제공하는 방안을 생각해 볼 수 있는데, 예를 들어 거주지 인근의 의원이나 병원 및 보건소에서 초기 진료를 받은 환자에게 본인부담금을 줄여주거나, 건강관리 포인트를 적립해주는 방식의 혜택을 고려해 볼 수 있을 것이다.

이와 더불어, 의료 이용자의 수도권 쏠림 등 지역 간의 불균형을 해소하기 위해서는 지역 의료기관의 양적 확충 및 질적 강화와 함께 지역 내 의료기관 간의 연계와 협력을 위한 체계 구축 및 강화가 필요하다. 지역 내 의료기관 간의 연계와 협력을 강화하고 지역 내 2차 의료기관 이용을 독려하기 위한 방안으로, 의원급 의료기관이 병원급 2차 의료기관으로 의뢰할 때 의뢰 대상 기관을 선정할 수 있도록 하고, 지역 내 2차 의료기관에 의뢰할 경우에 인센티브를 제공하는 등의 방안을 고민할 필요가 있다. 마지막으로, 환자 중심의 일차의료를 강화하기 위한 정책을 마련하는 것이 필요해 보이는데, 일차의료기관이 환자의 주치의 역할을 수행하고, 환자의 건강 상태를 지속적으로 관리하는 환자 중심의 일차의료 체계를 구축함으로써 불필요한 의료비를 절감하고, 건강성과의 향상을 기대할 수 있을 것이다.

5. 보건의료체계의 공공성 강화

우리나라의 필수·공공의료를 포함한 보건의료체계를 개선하기 위해서는 보건의료체계의 공공성을 강화하는 것이 필요하다. 지금까지 우리나라 보건의료의료체계의 공공성 및 공공의료에 대한 논의는 국가에 의해 소유되고 관리되는 공공의료기관을 중심으로 이루어져왔다는 점에서 한계가 있는데, 향후에는 공공의료기관뿐 아니라 민간의료기관을 포함한 민간 영역 및 공적 의료보장체계인 국민건강보험을 아우르는 우리나라

보건의료시스템 전체의 공공성 강화에 대한 논의와 이에 대한 정책 마련 및 추진이 적극적으로 이루어져야 한다.

공공의료기관의 경우 대부분의 기관이 재정적 어려움과 인력 부족 문제를 겪고 있어, 공공성을 강화하기 위한 적극적인 재정 지원과 시설 및 인력 확충을 위한 다양한 정책적 노력이 필요하다. 공공의료기관뿐 아니라 우리나라 의료 공급의 대다수를 차지하고 있는 민간의료기관도 공공성을 강화할 수 있는 방향으로 제도적 변화를 모색해야 한다. 우선, 민간의료기관이 실제적인 비영리기관으로 기능할 수 있도록 제도를 마련하는 것이 필요한데, 이를 위한 방안으로 필수의료와 공공의료 기능을 수행하는 민간의료기관에 대해 세제 혜택 등의 인센티브를 부여하여 민간의료기관이 필수의료와 공공의료의 기능·역할을 적극적으로 수행하도록 하는 방안을 고려해 볼 필요가 있다.

지역 의료체계의 공공성을 강화하기 위해서는 지역 내 공공의료기관과 민간의료기관을 모두 포함하여 진료 연계 및 협력을 위한 네트워크를 구축하고 공공의료기관과 민간의료기관이 연계·협력을 통해 필수·공공의료 서비스를 제공할 경우에는 이에 대한 인센티브를 지급하거나 수가를 가산하는 정책을 적극적으로 추진할 필요가 있다. 또한, 지역 단위로 건강보험 및 장기요양보험 예산의 일부를 지방자치단체에 할당하여 지역 주민들이 필요로 하는 의료 및 돌봄을 위한 의료서비스 제공 및 사업을 지방자치단체가 주도적으로 계획하고 수행하는 방안을 적극적으로 고려할 필요가 있다.

참고문헌

공공보건의료에 관한 법률, 법률 제6159호 (2000. 1. 12., 제정).
공공보건의료에 관한 법률, 법률 제11247호 (2012. 2. 1., 전부개정).
공공보건의료에 관한 법률, 법률 제13098호 (2015. 1. 28., 일부개정).
공공보건의료에 관한 법률, 법률 제13982호 (2016. 2. 3., 일부개정).
공공보건의료에 관한 법률, 법률 제13982호 (2016. 2. 3., 일부개정).
공공보건의료에 관한 법률, 법률 제15440호 (2018. 6. 14., 일부개정).
공공보건의료에 관한 법률, 법률 제17965호 (2021. 9. 24., 일부개정).
공공보건의료에 관한 법률, 법률 제18411호 (2022. 2. 18., 일부개정).
공공보건의료에 관한 법률, 법률 제18897호 (2022. 6. 10., 타법개정).
관계부처 합동. (2005). 지속가능한 보건의료체계 구축. 공공보건의료 확충 종합대책.
구혜란. (2015). 공공성은 위험수준을 낮추는가? OECD 국가를 중심으로. 한국사회정책, 22(1), 19-47.
권영우. (2019). 공公은 공共한 것인가. 월간 공공정책, 167, 8-9.
김대환. (2017). 효율적 의료비 지출을 통한 국민건강보험의 보장성 강화 방안. 보험연구원.
김미진. (2023). 필수의료 개념규정에서의 모호함이 초래한 위기. 한국의료윤리학회지, 26(4), 257-263.
김상우. (2016). 건강보험 보장성 강화 정책 평가. 국회예산정책처.
김용익 (2002). 보건의료시장개방에 대비한 보건의료체계 공공성 강화방안 연구. 국회보건복지위원회.
김진환, 김창엽. (2022). 보건의료에서 필수의 의미: 한국에서의 비판적 분석. 비판사회정책, (76), 155-187.
김창엽. (2017). 한국의 공공보건의료와 공공성 개념. 대한공공의학회지, 1(1), 65-77.
김창엽. (2019). 건강의 공공성과 공공보건의료. 한울아카데미.

김한상, 김소희, 홍미영, 고정애, 신한나, 김경훈. (2018). 보장성 강화 효과 분석 -4대 중증질환 중심으로. 건강보험심사평가원.

나백주, 정백근, 김종연, 김태현, 김창훈, 옥민수, 박유경, 이서영. (2024). 필수의료 혁신대책 세부추진 전략 개발 연구. 국립중앙의료원·을지대학교.

남찬섭. (2021). 공공성 개념의 구조와 사회서비스 공공성 논의의 내용. 한국사회복지행정학, 23(1), 33-63.

박인식. (2022.8.23.). '필수의료' 열차 올라타려는 전문과들...모호한 정의 속 의료계 내분 '우려'. 메디게이트뉴스. https://medigatenews.com/news/1752673121에서 2024.11.12. 인출.

박진규. (2020). 필수의료의 개념과 공공의료. 의료정책포럼, 18(4), 24-28.

배다현. (2024.5.20.). 류마티스학회 "불분명한 '필수의료' 정의 합의·보완 필요". 메디칼업저버. https://www.monews.co.kr/news/articleView.html?idxno=332031에서 2024.11.12. 인출.

배재용. (2024). 필수의료는 공공의료와 함께 강화되어야 한다. 보건사회연구, 44(1), 1-2.

보건복지가족부. (2009). 2010~2012년 응급의료 선진화 추진계획.

보건복지가족부. (2009. 6. 16.). 건강보험, 암 및 치과분야의 보장성 확대 추진. 보건복지가족부 2009-2013년까지 건강보험 보장성 강화계획(안) 마련 [보도자료]. https://www.mohw.go.kr/board.es?mid=a10503000000&bid=0027&act=view&list_no=215388&tag=&nPage=1074에서 2024.12.12. 인출.

보건복지부. (2013). 2013-2017년 응급의료기본계획(안).

보건복지부. (2013. 6. 26.). 4대 중증질환 치료, 모두 건강보험으로 해결한다. 4대 중증질환 보장강화 계획 세부내용. [보도자료]. https://www.mohw.go.kr/board.es?mid=a10503010100&bid=0027&tag=&act=view&list_no=287897&cg_code=에서 2024.12.12. 인출.

보건복지부. (2016). 제1차 공공보건의료 기본계획(2016~2020).

보건복지부. (2018a). 2018~2022년 응급의료 기본계획(안).

보건복지부. (2018b). 필수의료의 지역 격차 없는 포용국가 실현을 위한 공공보건의료 발전 종합대책.

보건복지부. (2019a). 믿고 이용할 수 있는 지역의료 강화대책.

보건복지부. (2021). 제2차 공공보건의료 기본계획(2021~2025).

보건복지부. (2023a). 2023~2027년 응급의료 기본계획(안).

보건복지부. (2023b). 필수의료 지원대책.

보건복지부. (2023c). 생명과 지역을 살리는 필수의료혁신 전략.

보건복지부. (2024a). 필수의료 정책 패키지.

보건복지부. (2024b). 의료개혁 1차 실행방안.

석재은. (2017). 장기요양서비스의 공공성 강화를 위한 규제의 합리화 방안 연구. 보건사회연구, 37(2), 423-451.

성종호, 김정하. (2022). 한국 내 공공보건의료 개념의 문제점과 재설정. 의학교육논단, 24(1), 3-9.

손영래. (2015). 건강보험 보장성 강화 정책의 성과와 과제 (정부). HIRA 정책동향, 9(3), 7-19.

신규환. (2022). 근대 동아시아 위생 개념의 확산과 공공의료 담론의 형성. 의사학, 31(3), 613-646.

신영전. (2021). 한국 공공의료의 역사적 기원 및 변화에 관한 연구. 국민건강보험공단·한양대학교.

신의균. (2005). 응급의료정책 방향 및 비전. https://www.mohw.go.kr/boardDownload.es?bid=0027&list_no=35973&seq=1에서 2024.12.12. 인출.

이건세. (2013). 개정 공공보건의료에 관한 법률시행과 개원의의 역할. 의료정책포럼, 11(1), 42-49.

이건세. (2018). 필수의료 국가책임제, 의료의 구조적 문제의 대안이 될 수 있는가. 의료정책포럼, 16(1), 9-14.

이규식. (2017). 공공의료의 올바른 정의와 발전방향. 대한공공의학회지, 1(1), 79-97.

이규식, 김양균, 김정덕, 박남수, 송양민, 오은환, 이광수, 최헌, 황성완. (2012). 사회경제 환경변화와 보건의료정책의 방향에 관한 연구. 의료정책연구소.

이상무. (2019). 필수의료. 대한의사협회지, 62(4), 231-237.

이승훈. (2008). 근대와 공공성 딜레마: 개념과 사상을 중심으로. 민주사회와 정책연구, 13, 13-47.

이주하. (2017). 공공성 회복을 위한 성찰. 월간 복지동향, 230, 54-58.

이창섭. (2023.6.26.). '필수의료' 어디까지? 정의부터 혼선…가정의학 "우리도 포함해야". 머니투데이. https://news.mt.co.kr/mtview.php?no=2023062611481383566에서 2024.11.12. 인출.

이현복, 최기춘, 조정완, 송성효, 석지혜, 신다미. (2017), 국민건강보험 보장성 확대에 따른 실손의료보험 개선에 대한 연구. 국민건강보험공단.

임구일. (2017). 公(공)과 共(공), 公共醫療(공공의료). 대한공공의학회지, 1(1), 59-64.

임의영. (2023). 공공성 개념과 양적연구. 행정포커스, 166, 52-55.

정형선. (2020.9.15.). [긴급 제언] '공공의료' 개념부터 재설정을…. 국민일보. https://www.kmib.co.kr/article/view.asp?arcid=0924155560&code=14130000&sid1=pol%20target에서 2024.11.12. 인출.

조대엽. (2012). 현대성의 전환과 사회 구성적 공공성의 재구성-사회 구성적 공공성의 논리와 미시공공성의 구조. 한국사회, 13(1), 3-62.

조대엽, 홍성태. (2013). 공공성의 사회적 구성과 공공성 프레임의 역사적 유형. 아세아연구, 56(2), 7-41.

주현정, 김용득. (2018). 공공성 담론으로 보는 돌봄서비스: 상호의존의 조직화와 공동생산 제안을 중심으로. 한국사회복지행정학, 20(2), 233-262.

최병호, 한동운, 이정우, 이건세, 신현웅, 선우덕, 배성일. (2005). 건강보험제도의 발전과정 비교연구. 한국보건사회연구원.

Alwan, A., Yamey, G., & Soucat, A. (2023). Essential packages of health services in low-income and lower-middle-income countries: what have we learnt?. BMJ Global Health, 8(Suppl 1), e010724.

Connolly, E., Mohan, S., Twea, P., Msuku, T., Kees, A., Sharma, L., Heung, S., Nkhoma, D., & Manthalu, G. (2024). Revision of Malawi's health benefits package: a critical analysis of policy formulation and implementation. Value in Health Regional Issues, 39, 84-94.

Danforth, K., Ahmad, A. M., Blanchet, K., Khalid, M., Means, A. R., Memirie, S. T., Alwan, A. & Watkins, D. (2023). Monitoring and evaluating the implementation of essential packages of health services. BMJ global health, 8(Suppl 1), e010726.

Eddy, D.M. (1991). What care is 'essential'? What services are 'basic'?. JAMA, the journal of the American Medical Association, 265(6), 782-788.

Gupta, I., Chowdhury, S., & Patra, N. (2014). Essential Health Package for India: Approach and Costing. SSRN Working Paper 2858723.

Institute of Medicine. (2012). Essential Health Benefits: Balancing Coverage and Cost. Washington, DC: The National Academies Press. https://doi.org/10.17226/13234.

NHS England. (2022). 2022/23 priorities and operational planning guidance. https://www.england.nhs.uk/publication/2022-23-priorities-and-operational-planning-guidance/에서 2024.11.12. 인출.

NHS England. (2023). 2023/24 priorities and operational planning guidance. https://www.england.nhs.uk/publication/2023-24-priorities-and-operational-planning-guidance/에서 2024.11.12. 인출.

NHS England. (2024). 2024/25 priorities and operational planning guidance. https://www.england.nhs.uk/publication/priorities-and-operational-planning-guidance-2024-25/에서 2024.11.12. 인출.

The Republic of Uganda Ministry of Health. (2024). The National Essential Health Care Package for Uganda. https://library.health.go.

ug/health-system-financing/health-financing-accounting/national-essential-health-care-package-uganda에서 2024.11.12. 인출.

U.S. Centers for Medicare & Medicaid Services. (n.d.). Information on Essential Health Benefits (EHB) Benchmark Plans. https://www.cms.gov/marketplace/resources/data/essential-health-benefits에서 2024.11.12. 인출.

World Health Organization. (n.d.-a). SDG Target 3.8 - Achieve universal health coverage (UHC). https://www.who.int/data/gho/data/major-themes/universal-health-coverage-major에서 2024.11.12. 인출.

World Health Organization. (n.d.-b). Universal health coverage (UHC) - priority benefits package. https://www.emro.who.int/uhc-pbp/types-of-packages/index.html에서 2024.11.12. 인출.

World Health Organization & World Bank. (2023). Tracking Universal Health Coverage: 2023 Global Monitoring Report. https://www.who.int/publications/i/item/9789240080379에서 2024.11.12. 인출.

Wright, J. (2016). Essential packages of health services in 24 countries: findings from a cross-country analysis. United States Agency for International Development. https://www.hfgproject.org/ephs-cross-country-analysis/에서 2024.11.12. 인출.

Abstract

Current status and policy directions for essential health care and public health care in Korea

Project Head: Bae, Jaeyong

This study aims to provide policy directions and tasks for strengthening essential health care and public health care in Korea.

We conducted a theoretical review of the concepts and scopes of essential health care and public health care, drawing on academic articles and policy documents. We also reviewed the history and current status of essential health care policies as well as public health care policies in Korea and identified key issues through in-depth interviews with experts. Additionally, we conducted a survey to understand the public's perceptions and opinions on essential health care and public health care. Based on the findings, we suggested policy directions and tasks for strengthening essential health care and public health care.

Key words: essential health care, essential health services, public health care, health care policy

---

Co-Researchers: Seo, Jaehee·Yoo, Junghun·Kang, Hee-Chung·Jeon, Suok